皮肤病光疗指导手册
Phototherapy Treatment Protocols

第 3 版

原　著　Steven R. Feldman　　Michael D. Zanolli
主　审　张锡宝
主　译　朱慧兰
副主译　陈　荃　梁碧华　张三泉

人民卫生出版社
·北京·

图书在版编目（CIP）数据

皮肤病光疗指导手册 /（美）史蒂芬·R. 费尔德曼（Steven·R. Feldman）原著；朱慧兰主译 . —北京：人民卫生出版社，2020.7

ISBN 978-7-117-30201-2

Ⅰ.①皮…　Ⅱ.①史…　②朱…　Ⅲ.①皮肤病-光疗法-手册　Ⅳ.①R751.05-62

中国版本图书馆 CIP 数据核字（2020）第 121466 号

人卫智网　www.ipmph.com	医学教育、学术、考试、健康，购书智慧智能综合服务平台	
人卫官网　www.pmph.com	人卫官方资讯发布平台	

皮肤病光疗指导手册
Pifubing Guangliao Zhidao Shouce
第 3 版

主　　译：朱慧兰
出版发行：人民卫生出版社（中继线 010-59780011）
地　　址：北京市朝阳区潘家园南里 19 号
邮　　编：100021
E - mail：pmph @ pmph.com
购书热线：010-59787592　010-59787584　010-65264830
印　　刷：保定市中画美凯印刷有限公司
经　　销：新华书店
开　　本：710×1000　1/16　印张：12
字　　数：222 千字
版　　次：2020 年 7 月第 1 版
印　　次：2020 年 8 月第 1 次印刷
标准书号：ISBN 978-7-117-30201-2
定　　价：79.00 元
打击盗版举报电话：**010-59787491**　E-mail：**WQ @ pmph.com**
质量问题联系电话：**010-59787234**　E-mail：**zhiliang @ pmph.com**

皮肤病光疗指导手册
Phototherapy Treatment Protocols

第 3 版

原　著　Steven R. Feldman　　Michael D. Zanolli
主　审　张锡宝
主　译　朱慧兰
副主译　陈　荃　梁碧华　张三泉
译　者（按姓氏汉语拼音排序）

　　　　陈　荃　陈教全　邓蕙妍　高爱莉　龚业青　黄久遂
　　　　黄茂芳　李　薇　李润祥　李振洁　梁碧华　林　玲
　　　　罗　权　罗育武　马少吟　孟　珍　潘　宁　唐亚平
　　　　田　歆　杨　艳　叶倩如　张三泉　张淑娟　张锡宝
　　　　周　欣　朱慧兰
秘　书　陈　荃　孟　珍
单　位　广州市皮肤病防治所
　　　　广州医科大学附属皮肤病研究所

人民卫生出版社
·北　京·

译著序言

光疗是皮肤病学中历史最为悠久的物理疗法，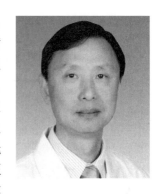
远古时期人们开始使用简单的日光来进行一些疾病
治疗，4千年前的古埃及人使用当地草药配合日照
治疗白癜风，这也是最早的光化学疗法。时至今日，
光疗对于很多皮肤病（如银屑病、白癜风、特应性皮
炎等疾病）的治疗仍是不可缺少的手段。我自踏上
工作岗位、跨进医科院皮研所大门之后，一直从事光
皮肤病学与皮肤病光疗的临床和科研工作，更见证
了光疗的发展。现在窄谱中波紫外线疗法因其操作
方便、安全有效而在各级医疗机构均有普及；家庭光疗也日渐增多；补骨脂素
联合长波紫外线虽然在我国应用相对减少，但仍然有不可替代的地位；308nm
准分子激光/光、UVA1等新型光疗设备也慢慢增加，大大提高了皮肤疾病的
治疗水平，获得了满意的疗效，造福于广大患者。但光疗的临床应用和科学研
究在我国尚存在一定问题，如相关的指导不够全面，操作的参数设定缺乏统一
规范，个体化方案的调整和并发症处理等仍存在盲区。

朱慧兰教授是广州市皮肤病防治所暨广州医科大学皮肤病研究所的党委
书记、主任医师、教授，她一直致力于皮肤病光医学的研究，对皮肤病光治疗有
着丰富的经验和深刻见解。我很高兴能看到她组织翻译的《皮肤病光疗指导
手册》（第3版）一书。该书简洁精悍，介绍了多种皮肤科疾病适用的紫外线
光疗方案和具体操作细节，紧密结合临床，可操作性很强，方便放在案边进行
随时查阅，值得推荐给广大皮肤科、理疗科医师、研究生和护理人员。

顾 恒 教授

中国医学科学院皮肤病医院

（中国医学科学院皮肤病研究所）

2020年4月

原著致谢

本手册作者在此特别鸣谢光疗专家 Bobbie oliver、Sharon Sharp、Beverly Webb 和 Barbara Brown 护士。他们给予患者建议,给予患者专业、热情的照顾,奉献巨大。美国银屑病基金会为银屑病患者也做出了很大的努力。最后,在此感谢 Taylor & Francis 出版集团对本手册出版的支持。

原著第3版前言

第2版出版至今,银屑病的治疗有了显著的进展。肿瘤坏死因子抑制剂的引入彻底改变了银屑病的治疗,以及随后出现的白细胞介素(interleukin,IL)-12/IL-23抑制剂,只需3个月注射一次,疗效却与最强的肿瘤坏死因子抑制剂相当。目前,随着IL-17抑制剂的出现,我们定会有更多更有效的治疗方法。此外,相较于以往的经典系统疗法,如甲氨蝶呤和环孢素,这些新型的系统疗法在安全性上具有一定的优势。

生物制剂费用昂贵,因此只应用于真正需要它们的患者。对于那些运用光疗便可达到良好治疗效果的银屑病患者或其他疾病患者,可能不需要使用生物制剂。尽管光疗在生物制剂出现后逐渐受到冷落,但在目前这个需要减少疾病管理成本的时代,光疗可能会重新崛起。一系列的光疗,如全身光疗、靶向光疗和家庭光疗等,仍然是一种有价值的、有效的、低成本的、高效益的皮肤病疗法。

我们希望该手册成为你所需的工具,让患者更容易接受光疗。

Steven R. Feldman

原著第 2 版前言

第 2 版中关于光疗选择的基本前提和第 1 版中一样。我们在第 1 版介绍的第一句写道：把光疗运用到皮肤病学的实践中，可以为医生提供更为广泛的治疗选择。我鼓励使用本手册治疗方案的读者可以详细通读第 1 版的介绍，这样可以更好地理解紫外线疗法在炎症性疾病的应用。专家们对这些治疗方案不断地进行修改，尽管大多数情况下仅是一些很小的改动，但都是为了保持治疗的有效性并尽量减少可能的副作用。

紫外线照射新的输出模式，无论是激光还是局部的中波紫外线（ultraviolet B, UVB），其在需要全身光疗的疾病的应用取得了进步。局部治疗方案的并入使得紫外线疗法对病变部位的治疗更为有效，同时减少对正常皮肤影响，这种技术的出现给我们带来了治疗方法上的转变。为了尽可能地减少紫外线对正常皮肤的影响，我们不应仅仅通过限制照射全身的光疗能量大小，而是可以通过限制治疗区域，局部给予最小红斑量，以达到快速而有效的治疗效果。此外，在使用局部紫外线治疗诸如白癜风等特殊疾病时，尽可能选择较小剂量，以减少白斑与周围皮肤的差异。增加了紫外线局部治疗方法的运用是新版的重要部分。

紫外线对皮肤的影响继续作为生理学和病理生理学新观点的来源，它们与更为广泛的领域如光生物学和光医学相关。我保持着对这个领域发展的兴趣，这有助于理解为什么紫外线是治疗炎症性皮肤病的一种有效方法。相比起低剂量紫外线，高剂量紫外线在不同波长上对皮肤的影响有着明显差异。就像新兴的蛋白免疫疗法（生物制剂）对银屑病的治疗一样，低剂量紫外线对皮肤免疫机制的影响同样有助于降低银屑病的活动性。对皮肤免疫系统复杂的交叉途径进行深入了解，不仅有助于对疾病的治疗进行干预，而且有助于加深对疾病病理生理的理解。使用这些方法治疗反应性皮肤病实际上就是对光生物学疗法应用的评价。由医学专家继续使用紫外线治疗仍然是慢性炎症性皮肤病治疗方案的选择之一。

Michael D. Zanolli

Steven R. Feldman

原著第 1 版前言

光疗在皮肤病学的运用为医生提供了更为广泛的治疗选择,尤其是对那些需要治疗大量炎症性皮肤病如银屑病患者的皮肤科医生来说更是如此。光疗室的开展,即使只是一个单一的紫外线灯箱,它不仅可以给患者提供治疗,还可作为区域转诊中心。与耗费大量时间去大城市医院进行每周2~3次的光疗相比,偏远地区的患者更愿意去附近的光疗室。

目前有许多教科书中均有介绍光医学、光生物学和紫外线的治疗应用(见参考资料)。本手册所涉及的关于对光疗科学基础和治疗方案进展的理解是无价的。医生具备针对特定患者或特定疾病的相关紫外线治疗的专业知识,对取得最好治疗效果是必须的。医生同时也应该向他人提供光疗医学方面的相关信息。本手册给大家提供了光疗方案的实践基础和知情同意书,医生可在其基础上根据不同患者的特殊需求而进行适当的修改或调整。

在治疗方案的制订中,除了医生在其中扮演着重要角色外,护理人员和技术人员的专业培训对于护理的连续性和特殊部位护理标准的制定也是非常重要的。对于任何光疗来说,专业的护理都是必不可少的,护理人员需要在治疗过程中完成相应的操作,并警惕可能出现的光毒性反应或其他副作用,尤其在早期的细微迹象出现时。医生还应充分考虑到利用另一种实用资源来对银屑病患者进行教育的好处:美国银屑病基金会。

治疗方案需要建立标准并符合当地国家规范,此手册正是出于该需要,这对于一家医院的光疗中心来说尤其重要。书中介绍的治疗方案并不是绝对的、全面的或唯一的治疗方法,这些方案仍处于不断发展和改进的状态,以便取得更好的治疗效果,更多地减少副作用的发生。另一个影响光疗方案修订的因素是新技术的出现,如窄谱 UVB 的出现或未来除了 8-甲氧基补骨脂素外的其他补骨脂素药物的使用。无论是短期或长期使用光疗或增强光疗时,都必须考虑到这种特殊治疗所带来的副作用。

最初的治疗手册源于 1986 年鲍温格雷医学院维克森林大学医学中心的银屑病日常护理中心。自此以后,银屑病的整体治疗发生了许多变化,如针对门诊患者的格克尔曼疗法的使用频率较 10 年前明显减少。新的治疗方法包括系统使用维 A 酸、免疫抑制剂和局部使用维生素 D_3 衍生物和维 A 酸,这些疗法通常与光疗联合使用。在某些医疗中心,格克尔曼和改良的英格拉姆疗法仍然是治疗银屑病的中流砥柱。然而,使用门诊治疗以及紫外线与局部、系统治疗联合疗法的增加将银屑病的治疗从医疗中心带回了皮肤专科。这就减少了发展医疗中心所需花费的大量资金,将占地 300~450m² 的医疗中心改造为日间护理、洗浴、休息和治疗室所需的场所。

本手册的目的是作为一本基本操作参考手册,以供临床使用。光疗技术人员可以使用该手册,若遇到任何关于医疗标准的问题,也可作为一种参考。你可以制订和修改本书中的知情同意书或其他文件,并在实践中使用它们。

本手册中的治疗方案经过了不断的修改,未来也会继续完善,并非硬性文件。本书会针对特定疾病的紫外线治疗,或各皮肤类型的紫外线治疗等内容,对文章进行修改或补充,以便更好地适用于临床。尽管某些光反应性疾病并未在本书中单独列出,方案也并非专门针对这些疾病而制定,但仍可以作为其参考。在皮肤专科文献中提及的对紫外线治疗有效的其他疾病包括嗜酸性粒细胞性毛囊炎、环状肉芽肿、移植物抗宿主病、某些类型的扁平苔藓,当然还包括副银屑病类疾病的变异形式,如大斑块副银屑病或玫瑰糠疹。可以参考当地网站提供的治疗这些疾病的理论基础及技师和护士需要遵守的方案等。

无论是 UVB 治疗还是 PUVA 的光化学疗法,我们在选择治疗方案时需要了解的一个基本原则是,每个疾病的本质以及治疗都不可能也不应该完全相同。例如银屑病的光疗方案与治疗轻度的玫瑰糠疹是不同的。一般来说,即使是非红斑性的疾病也可以进行光疗,尤其是进行光化学治疗时。因此,本手册具有极大的灵活性,常见的光反应性皮肤病所罗列出的具体治疗方案,在过去的 14 年中依靠实践经验,被不断地进行了修订。其他的皮肤病也可以使用某些特定疾病的不同剂量和频率来进行治疗。例如,用于治疗特应性皮炎的 UVA/UVB 联合治疗方案也可用于治疗嗜酸性粒细胞性毛囊炎。用于治疗皮肤 T 细胞淋巴瘤的方案也可给治疗肉芽肿性疾病提供参考。随着时间的推移,对改善炎症性皮肤病相关的光生物学的理解和见解也将得到更多的阐述。本书可作为紫外线治疗参考依据,也可在经过修改后,给那些糖皮质激素治疗不敏感,且无需进行系统性免疫抑制治疗的其他皮肤病的治疗提供参考。

本书先后经过了维克森林大学医学中心和范德比尔特光疗治疗中心的不断改良,在专业医师和相关人员的不懈努力下最终得以出版。专科医生对此类教材的需求推动了此书在皮肤学界的应用。更重要的是,皮肤科医生可以通过参考此书,使得患者很方便地接受光疗并从中获益。根据目前的报道,紫外线治疗的适应证非常广泛,因此光疗的推广对医生而言非常有价值。在我看来,本书能够为光疗敏感的皮肤病提供一种有效的治疗选择,能给繁忙的临床实践带来成就感。

Michael D. Zanolli

警　告

　　窄谱 UVB 应用的能量（焦耳）比宽谱紫外线高,请勿将窄谱 UVB 的参数运用在宽谱设备上,这将可能造成严重的损伤。

美国银屑病基金会

使用光疗技术的皮肤科医生应记住一个可以为银屑病患者提供良好资源的组织——美国银屑病基金会（National Psoriasis Foundation，NPF），NPF 具有很好的患者宣教材料，可以给医生提供各式各样的免费小册子，从而协助医生更方便地引导患者接受光疗和其他治疗方案。它通过与保险公司和监管机构的合作来支持皮肤病专科，使患者能够找到皮肤科医生并接受银屑病治疗。该基金会还可以帮助皮肤科医生解决建立光疗室的关键问题：基金会赞助的课程使光疗师得到培训。NPF 为本书的编写提供了宝贵的资源。

可通过 www.psoriasis.org 免费获取该基金会的资源，我们鼓励所有治疗照护银屑病患者的医护人员加入该基金会。

光疗中心简介

1. 患者的转诊和收治

a. 所有患者均需通过皮肤科医生进行评估；

b. 在转诊至光疗中心（phototherapy treatment center，PTC）前，医生必须告知患者其诊断并进行讨论，以便中心对患者就治疗方案的选择方面进行咨询；

c. 所有患者在接受治疗前都需经过皮肤类型的诊断分类，见附录；

d. 所有被诊断为银屑病的患者在选择治疗方案前，都需预约咨询 PTC 主任；

e. 所有被诊断为光线性皮肤病的患者在开始进行诊断性光试验之前，除了测定 UVB 或窄谱 UVB（narrowband UVB，NB–UVB）的最小红斑剂量（minimal erythema dose，MED）外，其他情况都需预约咨询 PTC 主任。

2. PTC 的情况介绍

a. 基本信息

i. 患者需要参观 PTC，包括以下内容：

A. 护士站；

B. 办理入院手续的护士站休息室/厨房区域；

C. 光疗室、备皮室/治疗室、盥洗室；

D. 储物柜、淋浴室。

b. 光疗

i. 进入 PTC 接受光疗的患者，除了需要了解个体方案的相关信息（见个体方案），还需要了解光疗的基本情况。

ii. 向患者展示光疗设备，尤其是每个灯箱或设备的安全性能；

iii. 所有接受光疗的患者均需要带上由 PTC 提供的护眼罩；

iv. 除非医生有特殊交代，否则男性患者必须在生殖器部位佩戴护裆；

v. 病案中必须罗列出患者当前正在使用的所有药物。

c. 水声波浴

i. 在治疗方案中包含对水声波浴的说明；

     ⅱ. 向患者展示水声波浴房的水声浴缸和警报系统;

     ⅲ. 所有需要进行水声波浴的患者都必须能够独自站立,通过升降机进入到浴缸中。

3. 知情同意书

  a. 所有接受光疗的患者必须签署知情同意书,同意书要保留在病案中。

4. 治疗监测

  a. 为了更好地监测治疗效果并及时调整光疗的剂量/频率,每进行6~8次治疗后,患者均需由其主治医师进行评估;

  b. 白癜风或顽固性瘙痒症患者,可在每进行10次光疗后,由其主治医师进行评估;

  c. 主治医师负责对每位患者的光疗记录进行审核,最好每天进行;光疗记录将一直保存在PTC。

（孟 珍　叶倩如　陈 荃　译　唐亚平　梁碧华　黄久遂　张三泉　校

　　　　　　　　　　　　　　　朱慧兰　张锡宝　审）

目 录

第1章　银屑病

基于最小红斑量的中波紫外线光疗

患者须知

---

1. 向所有接受基于最小红斑量（MED）值的中波紫外线（UVB）光疗的患者介绍光疗中心（PTC）。

2. 向所有接受基于 MED 值的 UVB 光疗的患者介绍光疗设备和安全须知。

3. 必须对所有接受治疗的患者加强眼部防护，对男性患者生殖器区域进行遮盖。

4. 告知所有银屑病患者在进行 UVB 光疗前需要在皮损部位涂矿物油。

5. 患者须站立在光疗舱中间，上肢放松，如果临床医生建议，患者可以站立在辅助阶梯凳上。

6. 光疗技师在每个治疗过程中设定手动计时器的时间，这个时间与预定的治疗时间一致，在治疗过程中，计时器可交给患者或者技师；设定时间根据 UVB 治疗剂量进行计算。

7. 指导患者在光疗照射灯熄灭后或者手动计时器计时结束 10 秒内，走出光疗舱门；告知患者舱门没有锁，并向患者演示开关门的操作；

8. 将患者的用药情况记录在病历中，由光疗师审核，目前皮肤病的治疗药物相关问题由主治医师解决；

9. 告知所有患者 UVB 治疗的可能并发症，具体包括：

    a. 晒伤反应；

    b. 如果眼睛未被防护，角膜会受损；

    c. 光变应性皮炎（包括药物反应）；

    d. 皮肤雀斑；

    e. 皮肤老化；

　　f. 可能增加罹患皮肤癌的风险。

　　10. 告知患者：在接受 UVB 治疗当日，尽量避免在没有保护的情况下接受日光暴露；治疗当天的其他时间，应该在所有光暴露部位使用防晒剂（SPF15）。

　　11. 向所有患者赠予一本美国银屑病基金会出版的 UVB 治疗手册。

治疗方案

1. 患者参观完光疗中心，接受关于 UVB 光疗的基础教育后，需签署知情同意书，针对同意书中的问题接受详细解答。

2. 通过标准流程测定 MED 值，见 "UVB 的 MED 值测定过程" 一节。

3. 患者在光疗前必须去除所有衣物并在患处涂抹矿物油，除非得到主治医生要求或者允许，男性患者均应该穿护裆。

4. 在光疗仪里所有患者必须佩戴紫外线护目镜保护眼睛。

5. 每月 1 次按照厂家的标准方法记录光疗仪里 UVB 照射强度（mW/cm^2），在光疗仪记录单上记录这个照射强度，或者为治疗仪做一个照射强度日志。

6. UVB 初始剂量（mJ/cm^2）的确定基于 24 小时内测定的 MED 值，MED 值将记录在光疗记录本中。

初始 UVB 剂量 =50% MED

（如果患者的 MED 值高于在 MED 测定试验中所提供的最高剂量的 UVB，那么将使用最高剂量的 50% 作为初始剂量。）

7. 设置 UVB 控制面板，输出能量参考上述第 6 条数值，按以下公式手动计算时间（s）（照射强度数值来自每周照射强度日志）：

时间（s）= 照射剂量（mJ/cm^2）÷ 照射强度（mW/cm^2）

8. 治疗前在控制面板上输入正确的信息，按照紫外线治疗仪厂商提供的操作指导可以计算紫外线治疗的时间和总剂量。

9. 将时间（或剂量）设置在紫外线治疗仪的控制面板上，另设置一安全计时器放置于舱内或由光疗技师保管。在某些光疗仪器上，照射时间取决于内部光度计测量的剂量，时间必须由技师估算。

10. 确认紫外线灯治疗仪是 UVB 治疗模式。

11. 打开风扇，让患者站在光疗舱的中心，双臂放松；再次检查他们是否佩戴紫外线护目镜保护眼睛。

12. 告知患者舱门没有锁，当灯光熄灭或在治疗期间皮肤感到灼伤或刺痛感时自行从治疗舱里走出。

13. 开始治疗。

后续治疗

14. 除非医生另有医嘱，根据 MED 值进行 UVB 治疗银屑病的频率一般每周 3~5 次；如果医生医嘱每周少于 3 次，应特别注明 UVB 剂量的递增需要作出相应的调整。

15. 下一次治疗问诊时,询问患者前一天晚上的皮肤是否有红斑、淡红斑及触痛,在光疗治疗记录本中记录这些信息。

16. 如果皮肤出现淡粉色红斑,光疗技师应该维持先前的治疗剂量继续治疗。

17. 如果皮肤出现红斑,光疗技师会要求主治医师查看患者,以便调整 UVB 治疗。

18. 如果 3 天之内接受光疗,可以按照下表接受 UVB 照射的增量(mJ/cm^2):

治疗次数	UVB 增加量 /mJ·cm^{-2}
1~10	增加 25% 的 MED 值
11~20	增加 10% 的 MED 值
21~X	遵医嘱增加

19. 后续治疗中,治疗间隔时间与照射增量见下表:

4~7 天	保持原剂量
1~2 周	减少原剂量的 25%
2~4 周	减少原剂量的 50%
4 周或以上	重新开始

20. 继续上述 7~13 步骤。

UVB 的维持治疗

一旦银屑病严重的症状得到改善,患者可以接受间歇疗法进行维持治疗。医师在选择控制银屑病所需的最佳 UVB 治疗频率和剂量方面存在明显差异。可以参考以下指导:

如果皮损消退 >75%,可以参照以下指导:

每周 1 次治疗,连续 4 周	保持原剂量
每 2 周 1 次,长期治疗	减少原剂量的 25% 并保持

抑制银屑病活动需要长期的维持治疗,尤其是在冬季和居住于北纬度地区的患者。如果治疗满意(皮损消退 75%~100%),需要接受每 2 周 1 次的维持治疗,大部分患者能得到长期缓解。无论是以联合治疗或系统治疗

的形式进行长期治疗,都需要经过患者和医生之间的讨论。对于治疗有效并需要长期维持治疗的患者,可以考虑购买家用 UVB 或 NB-UVB 光疗治疗仪。

UVB 的 MED 值测定过程

1. 开始光疗前,告知患者需要连续 2 天到光疗中心。
2. 要测定的区域是光保护部位(如臀部)。
3. 必须用多层的衣服或紫外线防护材料覆盖其他区域的皮肤。
4. 调整照光孔大小,每孔最小面积为 $2cm^2$。
5. 光试验需要使用 MED 检测专用的有 8 孔或以上的特殊衣服。
6. 每个照光孔的位置用墨水笔或其他标识进行标记,以便对测试区域进行定位。
7. 常规 UVB 光试验每孔的剂量由测试者的皮肤类型决定,两种剂量设定如下表:

皮肤类型 I ~ III /mJ·cm^{-2}	皮肤类型 IV ~ VI /mJ·cm^{-2}
A. 20	A. 60
B. 30	B. 70
C. 40	C. 80
D. 50	D. 90
E. 60	E. 100
F. 80	F. 120

8. 患者在测定 MED 值期间需要佩戴保护眼镜。
9. 光试验开始时,打开所有的照光孔,并在照射特定的剂量的紫外线后关闭照光孔。
10. 在光试验完成后,应脱掉试验中使用的特殊衣服,并重新检查光试验的区域,确保在标记的位置进行光照。
11. 在接下来的 24 小时内,患者要避免任何自然或人工紫外线照射到光试验区。
12. 患者需要在 24 小时内回到光疗中心。
13. 使用不同剂量照射的位置均需要进行标记区分。
14. 在照光孔边缘出现可识别的红斑认为是阳性。
15. 如果在任何光照部位出现红斑或水疱,可局部使用糖皮质激素治疗。

不同皮肤类型的中波紫外线光疗

患者须知

1. 向所有按皮肤类型接受 UVB 光疗的患者介绍光疗中心。

2. 向所有按皮肤类型接受 UVB 光疗的患者介绍光疗设备和安全须知。

3. 必须对所有接受治疗的患者加强眼部防护,对男性患者生殖器区域进行遮盖。

4. 告知所有银屑病患者在进行 UVB 光疗前需要在皮损部位涂矿物油。

5. 患者须站立在光疗舱中间,上肢放松。如果临床医生建议,患者可以站立在辅助阶梯凳上。

6. 光疗技师在每个治疗过程中设定手动计时器的时间,这个时间与预定的治疗时间一致,在治疗过程中,计时器可交给患者或者技师,设定时间根据 UVB 治疗剂量进行计算。

7. 指导患者在光疗照射灯熄灭后或者手动计时器计时结束 10 秒内,走出光疗舱门;告知患者舱门没有锁,并向患者演示开关门的操作。

8. 将患者的用药情况记录在病历中,由光疗师审核;目前皮肤病的治疗药物相关问题由主治医师解决。

9. 告知所有患者 UVB 治疗的可能并发症,具体包括:

    a. 晒伤反应;

    b. 如果眼睛未被防护,角膜会受损;

    c. 光变应性皮炎(包括药物反应);

    d. 皮肤雀斑;

    e. 皮肤老化;

    f. 可能增加罹患皮肤癌的风险。

10. 告知患者:在接受 UVB 照射当日,尽量避免在没有保护的情况下接受日光暴露;治疗当天的其他时间,应该在所有光暴露部位使用防晒剂(SPF15)。

11. 向所有患者赠予一本美国银屑病基金会出版的 UVB 治疗手册。

治疗方案

1. 患者参观完光疗中心,接受关于 UVB 光疗的基础教育后,需签署知情同意书,针对同意书中的问题接受详细解答。

2. 患者在光疗前必须去除所有衣物。除非得到主治医生要求或者允许,男性患者均应该穿护裆;在紫外线照射前,患者会在银屑病的斑块上涂上矿物油。

3. 在光疗仪里所有患者必须佩戴紫外线护目镜保护眼睛。

4. 每月 1 次按照厂家的标准方法记录光疗仪里 UVB 照射强度(mW/cm²),在光疗仪记录单上记录这个照射强度,或者为治疗仪做一个照射强度日志。

5. 据医生判定的皮肤类型来确定患者 UVB 初始剂量,关于皮肤类型的定义详见附录。

皮肤类型	UVB 初始剂量 /mJ·cm⁻²
I	20
II	25
III	30
IV	40
V	50
VI	60

6. 设置 UVB 控制面板,输出能量参考上述第 5 条数值,按以下公式手动计算时间(s)(照射强度数值来自每周照射强度日志):

$$时间(s)= 照射剂量(mJ/cm^2)\div 照射强度(mW/cm^2)$$

7. 治疗前在控制面板上输入正确的信息,按照厂商提供的操作指导可以计算 UVB 的治疗的时间和总剂量。

8. 将时间(或剂量)设置在紫外线治疗仪的控制面板上,另设置一安全计时器放置于舱内或由光疗技师保管;在某些光疗仪上,照射时间取决于内部光度计测量的剂量,时间必须由技师估算。

9. 确认紫外线灯治疗仪是 UVB 治疗模式。

10. 打开风扇,让患者站在紫外线治疗仪的中心,双臂放松,再次检查他们是否佩戴紫外线护目镜保护眼睛。

11. 告知患者舱门没有锁，当灯光熄灭或在治疗期间皮肤感到灼伤或刺痛感时自行从治疗舱里走出。

12. 开始治疗。

后续治疗

13. 除非医生另有医嘱，根据 MED 值进行 UVB 治疗银屑病的频率一般每周 3~5 次；如果医生医嘱每周少于 3 次，应特别注明 UVB 剂量的递增需要作出相应的调整。

14. 下一次治疗问诊时，询问患者前一天晚上的皮肤是否有红斑、淡红斑以及触痛，在光疗治疗记录本中记录这些信息。

15. 如果皮肤出现明显红斑，光疗技师会要求主治医师查看患者，以便调整 UVB 治疗；如果皮肤出现淡粉色红斑，光疗技师应该维持先前的治疗剂量继续治疗。

16. 如果 3 天之内接受光疗，可以按照下表接受 NB–UVB 照射的增量（mJ/cm^2）：

皮肤类型	UVB 增加量 /mJ·cm^{-2}
Ⅰ	5
Ⅱ	10
Ⅲ	15
Ⅳ	20
Ⅴ	25
Ⅵ	30

17. 后续治疗中，治疗间隔时间与照射增量见下表：

4~7 天	保持原剂量
1~2 周	减少原剂量的 50%
2~3 周	减少原剂量的 75%
3 周或以上	重新开始

18. 继续上述 6~12 步骤。

UVB 的维持治疗

一旦银屑病严重的症状得到改善，患者可以接受间歇疗法进行维持治疗；

医师在选择控制银屑病所需的最佳 UVB 频率和剂量方面存在明显差异,可以参考以下指导:

如果皮损消退 >75%,可以参照以下指导:

每周 1 次治疗,连续 4 周	保持原剂量
每 2 周 1 次,长期治疗	减少原剂量的 25% 并保持

抑制银屑病活动需要长期的维持治疗,尤其是在冬季和居住于北纬度地区的患者;如果治疗满意(皮损消退 75%~100%),需要接受每 2 周 1 次的维持治疗,大部分患者能得到长期缓解;无论是以联合治疗或系统治疗的形式进行长期治疗,都需要经过患者和医生之间的讨论;对于治疗有效并需要长期维持治疗的患者,可以考虑购买家用 UVB 或 NB-UVB 光疗治疗仪。

基于最小红斑量的窄谱中波紫外线光疗

患者须知

1. 向所有接受基于最小红斑量（MED）值的窄谱中波紫外线（NB-UVB）光疗的患者介绍光疗中心（PTC）。

2. 向所有接受基于 MED 值的 NB-UVB 光疗的患者介绍光疗设备和安全须知。

3. 必须对所有接受治疗的患者加强眼部防护，对男性患者生殖器区域进行遮盖。

4. 患者须站立在光疗舱中间，上肢放松。如果临床医生建议，患者可以站立在辅助阶梯凳上。

5. 光疗技师在每个治疗过程中设定手动计时器的时间，这个时间与预定的治疗时间一致，在治疗过程中，计时器可交给患者或者技师；设定时间根据 NB-UVB 治疗剂量进行计算。

6. 指导患者在光疗照射灯熄灭后或者手动计时器计时结束 10 秒内，走出光疗舱门；告知患者舱门没有锁，并向患者演示开关门的操作。

7. 将患者的用药情况记录在病历中，由光疗师审核；目前皮肤病的治疗药物相关问题由主治医师解决。

8. 告知所有患者 NB-UVB 治疗的可能并发症，具体包括：
    a. 晒伤反应；
    b. 如果眼睛未被防护，角膜会受损；
    c. 光变应性皮炎（包括药物反应）；
    d. 皮肤雀斑；
    e. 皮肤老化；
    f. 可能增加罹患皮肤癌的风险。

9. 告知患者：在接受 NB-UVB 治疗当日，尽量避免在没有保护的情况下接受日光暴露；治疗当天的其他时间，应该在所有光暴露部位使用防晒剂（SPF15）。

10. 向所有患者赠予一本美国银屑病基金会出版的 UVB 治疗手册。

治疗方案

1. 患者参观完光疗中心,接受关于 NB–UVB 光疗的基础教育后,需签署知情同意书,针对同意书中的问题接受详细解答。

2. 通过标准流程测定 MED 值,见"NB–UVB 的 MED 值测定过程"一节。

3. 患者在光疗前必须去除所有衣物并在患处涂抹矿物油,除非得到主治医生要求或者允许,男性患者均应该穿护裆。

4. 在光疗仪里所有患者必须佩戴紫外线护目镜保护眼睛。

5. 每月 1 次按照厂家的标准方法记录光疗仪里 NB–UVB 照射强度(mW/cm^2),在光疗仪记录单上记录这个照射强度,或者为治疗仪做一个照射强度日志。

6. NB–UVB 初始剂量(mJ/cm^2)的确定基于 24 小时内测定的 MED 值。MED 值将记录在光疗治疗记录本中。

初始 NB–UVB 剂量 =50% MED

(如果患者的 MED 值高于在 MED 测定试验中所提供的最高剂量的 NB–UVB,那么将使用最高剂量的 50% 作为初始剂量。)

7. 设置 NB–UVB 控制面板,输出能量参考上述第 6 条数值,按以下公式手动计算时间(s)(照射强度数值来自每周照射强度日志):

时间(s)= 照射剂量(mJ/cm^2)÷ 照射强度(mW/cm^2)

8. 治疗前在控制面板上输入正确的信息,按照紫外线治疗仪厂商提供的操作指导可以计算紫外线治疗的时间和总剂量。

9. 将时间(或剂量)设置在紫外线治疗仪的控制面板上,另设置一安全计时器放置于舱内或由光疗技师保管;在某些光疗仪器上,照射时间取决于内部光度计测量的剂量,时间必须由技师估算。

10. 确认紫外线灯治疗仪是 NB–UVB 治疗模式。

11. 打开风扇,让患者站在光疗舱的中心,双臂放松;再次检查他们是否佩戴紫外线护目镜保护眼睛。

12. 告知患者舱门没有锁,当灯光熄灭或在治疗期间皮肤感到灼伤或刺痛感时自行从治疗舱里走出。

13. 开始治疗。

后续治疗

14. 除非医生另有医嘱,根据 MED 值进行 NB–UVB 治疗银屑病的频率一

11

般每周 3~4 次；如果医生医嘱每周少于 3 次，应特别注明 NB-UVB 剂量的递增需要作出相应的调整。

15. 下一次治疗问诊时，询问患者前一天晚上的皮肤是否有红斑、淡红斑以及触痛，在光疗治疗记录本中记录这些信息。

16. 如果皮肤出现明显红斑，光疗技师会要求主治医师查看患者，以便调整 NB-UVB 的治疗；如果皮肤出现淡粉色红斑，光疗技师应该维持先前的治疗剂量继续治疗。

17. 如果 3 天之内接受光疗，可以按照下表接受 UVB 照射的增量（ mJ/cm^2 ）：

第 1~20 次	增加 10% 的 MED 值
第 21 次及之后	遵医嘱增加

18. 除非医师另有规定，否则不得超过 MED 剂量的 4 倍。

19. 后续治疗中，治疗间隔时间与照射增量见下表：

4~7 天	保持原剂量
1~2 周	减少原剂量的 25%
2~4 周	减少原剂量的 50%
4 周或以上	重新开始

20. 继续上述 7~13 步骤。

NB-UVB 的维持治疗

一旦银屑病严重的症状得到改善，患者可以接受间歇疗法进行维持治疗；医师在选择控制银屑病所需的最佳 NB-UVB 频率和剂量方面存在明显差异，可以参考以下指导：

如果皮损消退 >75%，可以参照以下指导：

每周 1 次治疗，连续 4 周	保持原剂量
每 2 周 1 次，长期治疗	减少原剂量的 25% 并保持

抑制银屑病活动需要长期的维持治疗，尤其是在冬季和居住于北纬度地区的患者；如果治疗满意（皮损消退 75%~100%），需要接受每 2 周 1 次的维持治疗，大部分患者能得到长期缓解；无论是以联合治疗或系统治疗的形式进行长期治疗，都需要经过患者和医生之间的讨论；对于治疗有效并需要长期维持治疗的患者，可以考虑购买家用 UVB 或 NB-UVB 光疗治疗仪。

NB–UVB 的 MED 值测定过程

1. 开始光疗前,告知患者需要连续 2 天到光疗中心。

2. 要测定的区域是光保护部位(如臀部)。

3. 必须用多层的衣服或紫外线防护材料覆盖其他区域的皮肤。

4. 调整照光孔大小,每孔最小面积为 2cm^2。

5. 光试验需要使用 MED 检测专用的有 6 孔或以上的特殊衣服。

6. 每个照光孔的位置用墨水笔或其他标识进行标记,以便对测试区域进行定位。

7. 常规 UVB 光试验每孔的剂量由测试者的皮肤类型决定,两种剂量设定如下表:

皮肤类型 I ~ III /mJ·cm^{-2}	皮肤类型 IV ~ VI /mJ·cm^{-2}
A. 400	A. 800
B. 600	B. 1 000
C. 800	C. 1 200
D. 1 000	D. 1 400
E. 1 200	E. 1 600
F. 1 400	F. 1 800

8. 患者在测定 MED 值期间需要佩戴保护眼镜。

9. 光试验开始时,打开所有的照光孔,并在照射特定的剂量的紫外线后关闭照光孔。

10. 在光试验完成后,应脱掉试验中使用的特殊衣服,并重新检查光试验的区域,确保在标记的位置进行光照。

11. 在接下来的 24 小时内,患者要避免任何自然或人工紫外线照射到光试验区。

12. 患者需要在 24 小时内回到光疗中心。

13. 使用不同剂量照射的位置均需要进行标记区分。

14. 在照光孔边缘出现可辨认的红斑认为是阳性。

15. 如果在任何光照部位出现红斑或水疱,可局部使用糖皮质激素治疗。

不同皮肤类型的窄谱中波紫外线光疗

患者须知

1. 向所有按皮肤类型接受 NB-UVB 光疗的患者介绍光疗中心。

2. 向所有按皮肤类型接受 NB-UVB 光疗的患者介绍光疗设备和安全须知。

3. 必须对所有接受治疗的患者加强眼部防护,对男性患者生殖器区域进行遮盖。

4. 患者须站立在光疗舱中间,上肢放松;如果临床医生建议,患者可以站立在辅助阶梯凳上。

5. 光疗技师在每个治疗过程中设定手动计时器的时间,这个时间与预定的治疗时间一致,在治疗过程中,计时器可交给患者或者技师,设定时间根据 NB-UVB 治疗剂量进行计算。

6. 指导患者在光疗照射灯熄灭后或者手动计时器计时结束 10 秒内,走出光疗舱门;告知患者舱门没有锁,并向患者演示开关门的操作。

7. 将患者的用药情况记录在病历中,由光疗师审核;目前皮肤病的治疗药物相关问题由主治医师解决。

8. 告知所有患者 NB-UVB 治疗的可能并发症,具体包括:

　　a. 晒伤反应;

　　b. 如果眼睛未被防护,角膜会受损;

　　c. 光变应性皮炎(包括药物反应);

　　d. 皮肤雀斑;

　　e. 皮肤老化;

　　f. 可能增加罹患皮肤癌的风险。

9. 告知患者:在接受 NB-UVB 照射当日,尽量避免在没有保护的情况下接受日光暴露;治疗当天的其他时间,应该在所有光暴露部位使用防晒剂(SPF15)。

10. 向所有患者赠予一本美国银屑病基金会出版的 UVB 治疗手册。

治疗方案

1. 患者参观完光疗中心,接受关于 NB-UVB 光疗的基础教育后,需签署知情同意书,针对同意书中的问题接受详细解答。

2. 判断患者的皮肤类型,见附录。

3. 患者在光疗前必须去除所有衣物。除非得到主治医生要求或者允许,男性患者均应该穿护裆;在紫外线照射前,患者会在银屑病的斑块上涂上矿物油。

4. 在光疗仪里所有患者必须佩戴紫外线护目镜保护眼睛。

5. 每月 1 次按照厂家的标准方法记录光疗仪里 NB-UVB 照射强度（mW/cm^2）,在光疗仪记录单上记录这个照射强度,或者为治疗仪做一个照射强度日志。

6. 初始 NB-UVB 剂量（mJ/cm^2）将由患者的皮肤类型确定,皮肤类型将记录在光疗记录本上。

皮肤类型	NB-UVB 初始剂量 /mJ·cm^{-2}
I	300
II	300
III	500
IV	500
V	800
VI	800

7. 设置 NB-UVB 控制面板,输出能量参考上述第 6 条数值,按以下公式手动计算时间（s）（照射强度数值来自每周照射强度日志）:

$$时间（s）= 照射剂量（mJ/cm^2）÷ 照射强度（mW/cm^2）$$

8. 治疗前在控制面板上输入正确的信息,按照厂商提供的操作指导可以计算 NB-UVB 的治疗的时间和总剂量。

9. 将时间（或剂量）设置在紫外线治疗仪的控制面板上,另设置一安全计时器放置于舱内或由光疗技师保管。在某些光疗仪上,照射时间取决于内部光度计测量的剂量,时间必须由技师估算。

10. 确认紫外线灯治疗仪是 NB-UVB 治疗模式。

11. 打开风扇,让患者站在紫外线治疗仪的中心,双臂放松;再次检查他们是否佩戴紫外线护目镜保护眼睛。

12. 告知患者舱门没有锁,当灯光熄灭或在治疗期间皮肤感到灼伤或刺痛感时自行从治疗舱里走出。

13. 开始治疗。

后续治疗

14. 除非医生另有医嘱,根据 MED 值进行 NB-UVB 治疗银屑病的频率一般每周 3~4 次;如果医生医嘱每周少于 3 次,应特别注明 NB-UVB 剂量的递增需要作出相应的调整。

15. 下一次治疗问诊时,询问患者前一天晚上的皮肤是否有红斑、淡红斑以及触痛,在光疗治疗记录本中记录这些信息。

16. 如果皮肤出现淡粉色红斑,光疗技师应该维持先前的治疗剂量继续治疗。

17. 如果皮肤出现明显红斑,光疗技师会要求主治医师查看患者,以便调整 NB-UVB 的治疗。

18. 如果 3 天之内接受光疗,可以按照下表接受 NB-UVB 照射的增量 (mJ/cm^2):

皮肤类型	NB-UVB 增加量 /$mJ \cdot cm^{-2}$
I	100
II	100
III	125
IV	125
V	150
VI	150

19. 除非医生另有规定,否则不要超过下表所示的最大剂量。

皮肤类型	NB-UVB 最大剂量 /$mJ \cdot cm^{-2}$
I	2 000
II	2 000
III	3 000
IV	3 000
V	5 000
VI	5 000

20. 后续治疗中,治疗间隔时间与照射增量见下表:

4~7 天	保持原剂量
1~2 周	减少原剂量的 25%
2~4 周	减少原剂量的 50%
4 周或以上	重新开始

21. 继续上述 7~13 步骤。

NB-UVB 的维持治疗

一旦银屑病严重的症状得到改善,患者可以接受间歇疗法进行维持治疗;医师在选择控制银屑病所需的最佳 NB-UVB 频率和剂量方面存在明显差异,可以参考以下指导:

如果皮损消退 >75%,可以参照以下指导:

每周 1 次治疗,连续 4 周	保持原剂量
每 2 周 1 次,长期治疗	减少原剂量的 25% 并保持

抑制银屑病活动需要长期的维持治疗,尤其是在冬季和居住于北纬度地区的患者;如果治疗满意(皮损消退 75%~100%),需要接受每 2 周 1 次的维持治疗,大部分患者能得到长期缓解;无论是以联合治疗或系统治疗的形式进行长期治疗,都需要经过患者和医生之间的讨论。

系统补骨脂素加长波紫外线光疗

患者须知

1. 向所有接受补骨脂素加长波紫外线（PUVA）治疗的患者介绍 PTC。

2. 向所有接受 PUVA 治疗的患者介绍光疗设备和安全须知。

3. 必须对所有接受治疗的患者加强眼部防护，对男性患者生殖器区域进行遮盖。

4. 告知接受全身 PUVA 治疗的患者在他们到达 PTC 前 1 小时内服用由医生规定剂量的甲氧沙林药片；治疗在服药后 1 小时 15 分钟至 1 小时 45 分钟内进行。

5. 所有服用奥索拉林的患者必须在服药后 18~24 小时内的白天，外出、骑车和在窗户旁边时戴上紫外线防护镜。

6. 患者须站立在光疗舱中间，上肢放松；如果临床医生建议，患者可以站立在辅助阶梯凳上。

7. 光疗技师在每个治疗过程中设定手动计时器的时间，这个时间与预定的治疗时间一致，在治疗过程中，计时器可交给患者或者技师，设定时间根据 UVA 治疗剂量进行计算。

8. 指导患者当光疗照射灯熄灭后或者手动计时器计时结束 10 秒内，走出光疗舱门；告知患者舱门没有锁，并向患者演示开关门的操作。

9. 将患者的用药情况记录在病历中，由光疗师审核；目前皮肤病的治疗药物相关问题由主治医师解决。

10. 告知所有患者 PUVA 治疗的可能并发症，具体包括：
    a. 晒伤反应；
    b. 如果眼睛未被防护，角膜会受损；
    c. 如果眼睛未被防护，导致白内障；
    d. 光变态反应性皮炎（包括药物反应）；
    e. 皮肤雀斑；
    f. 皮肤老化；
    g. 可能增加罹患皮肤癌的风险。

11. 告知患者：在接受 PUVA 照射当日，尽量避免在没有保护的情况下接受日光暴露；治疗当天的其他时间，应该在所有光暴露部位使用广谱防晒霜（UVA/UVB）。

12. 所有患者将从美国银屑病基金会获得 PUVA 光疗手册。

治疗方案

1. 患者参观完光疗中心,接受关于 PUVA 光疗的基础教育后,需签署知情同意书,针对同意书中的问题接受详细解答。

2. 患者到 PTC 前最少 1 小时要先口服奥索拉登超片 [8- 甲氧基补骨脂素 (8-OP)],治疗在服药后 1 小时 15 分钟至 1 小时 45 分钟内进行。

3. 奥索拉登超片的用量由主治医师决定,并且因患者不同而有差异;标准剂量为 0.5~0.6mg/kg。

4. 询问患者在什么时候服药以及剂量。

5. 除非得到主治医生要求或者允许,进行治疗时患者必须去除所有衣物,男性患者均应该穿护裆;照射 UVA 前银屑病患者可在皮损处涂抹矿物油,但这对 PUVA 来说不是强制性的。

6. 在光疗仪里所有患者必须佩戴眼罩保护眼睛。

7. 每月 1 次按照厂家的标准方法记录光疗仪里 UVB 照射强度 (mW/cm^2),在光疗仪记录单上记录这个照射强度,或者为治疗仪做一个照射强度日志。

8. 据医生判定的皮肤类型来确定患者 PUVA 初始剂量,关于皮肤类型的定义详见附录。

皮肤类型	UVA 初始剂量 /J·cm^{-2}
I	1
II	1
III	2
IV	2
V	4
VI	4

9. 设置 UVA 控制面板,输出能量参考上述第 8 条数值,按以下公式手动计算时间 (s) (照射强度数值来自每周照射强度日志):

$$时间 (s) = 照射剂量 (mJ/cm^2) \div 照射强度 (mW/cm^2)$$

10. 治疗前在控制面板上输入正确的信息,按照厂商提供的操作指导可以计算紫外线治疗的时间和总剂量。

11. 将时间 (或剂量) 设置在紫外线治疗仪的控制面板上,另设置一安全计时器放置于舱内或由光疗技师保管；在某些光疗仪上，照射时间取决于内部光度计测量的剂量，时间必须由技师估算。

12. 确认紫外线灯治疗仪是 UVA 治疗模式。

13. 打开风扇，让患者站在紫外线治疗仪的中心，双臂放松；再次检查他们是否佩戴紫外线护目镜保护眼睛。

14. 告知患者舱门没有锁，当灯光熄灭或在治疗期间皮肤感到灼伤或刺痛感时自行从治疗舱里走出。

15. 开始治疗。

16. 在医师的要求下部分患者可能接受局部（腿或躯干）的紫外线治疗，参照局部 UVA 治疗方案。

17. 在 PUVA 治疗期间，应在治疗开始前以及每 6 个月进行一次眼科检查。

18. 有必要在治疗前以及治疗期间每 6 个月进行一次实验室监测。

后续治疗

19. 除非医生另有医嘱，PUVA 治疗特应性皮炎的频率一般每周 2~3 次；如果医生医嘱每周超过 3 次，应特别注明紫外线剂量的递增需要作出相应的调整。

20. 下一次治疗问诊时，询问患者前一天晚上的皮肤是否有红斑、淡红斑以及触痛，在光疗记录中记录这些信息。

21. 如果皮肤出现明显红斑，光疗技师会要求主治医师查看患者，以便调整 PUVA 治疗；如果皮肤出现淡粉色红斑，光疗技师应该维持先前的治疗剂量继续治疗。

22. 如果 3 天之内接受光疗，可以按照下表接受 UVA 照射的增量（J/cm^2）：

皮肤类型	UVA 增加量 /$J \cdot cm^{-2}$
I	0.5
II	1.0
III	1.0
IV	1.0
V	1.0
VI	1.0

23. 如果后续治疗间隔超过 3 天,治疗指导参考下表:

4~7 天	保持原剂量
1~2 周	减少原剂量的 25%
2~3 周	减少原剂量的 50%
3~4 周	减少原剂量的 75%
4 周或以上	重新开始

24. 继续上述 4~15 步骤。

PUVA 的维持治疗

一旦银屑病严重的症状得到改善,患者可以接受间歇疗法进行维持治疗;医师在选择控制银屑病所需的最佳 PUVA 治疗频率和剂量方面存在明显差异。可以参考以下指导:

如果皮损消退 >75%,可以参照以下指导:

每周 1 次治疗,连续 4 周	保持原剂量
每 2 周 1 次,长期治疗	减少原剂量的 25% 并保持
每 2~4 周 1 次,长期治疗	减少原剂量的 25% 并保持

抑制银屑病活动需要长期的维持治疗,尤其是在冬季和居住于北纬度地区的患者;如果治疗满意(皮损消退 75%~100%),需要接受每 2~4 周 1 次的维持治疗,大部分患者能得到长期缓解;无论是以联合治疗或系统治疗的形式进行长期治疗,都需要经过患者和医生之间的讨论。

外用补骨脂素联合长波紫外线

外用 PUVA 有两种主要给药方式,补骨脂素分子可溶于水溶液中或乳液基质,以应用于身体的特定部位,PUVA 浴最常用于手足部银屑病和顽固性手足部湿疹样皮炎的局部治疗。甲氧沙林,也称为 8- 甲氧补骨脂素(8-methoxypsoralen,8-MOP),是北美洲最常用的补骨脂素,其光敏性比三甲氧补骨脂素小。甲氧沙林亦可用于 PUVA 浴,已应用了数十年并取得良好的疗效。

PUVA 浴(或浸浴)患者须知

1. 向所有接受 PUVA 浴治疗的患者介绍光疗中心。

2. 向所有接受 PUVA 浴治疗的患者介绍光疗设备和安全须知。

3. 如果接受全身 PUVA 治疗,必须加强眼部防护,对男性患者生殖器区域进行遮盖。

4. 接受 PUVA 浴的患者待治疗区域浸泡 15 分钟后立即进行 UVA 照射。

5. 从浸泡完成开始,到接下来的 1~2 个小时之内的白天时间接受 UVA 照射、驾车或靠近窗户时,患者都必须佩戴 UV 防护镜。

6. 光疗技师将会为每次光疗设置手动计时器并交于患者,设定时间根据 UVA 治疗剂量进行计算。

7. 告知患者在光疗照射灯熄灭或手动计时器报警 10 秒内完成治疗。

8. 将患者的用药情况记录在病历中,由光疗师审核;目前皮肤病的治疗药物相关问题由主治医师解决。

9. 告知所有患者 PUVA 浴光疗的可能并发症,具体包括:

　　a. 晒伤反应;

　　b. 如果眼睛未被防护,角膜会受损;

　　c. 如果眼睛未被防护,可发生白内障;

　　d. 光变应性皮炎(包括药物反应);

　　e. 皮肤雀斑;

　　f. 皮肤老化;

　　g. 可能增加罹患皮肤癌的风险;

　　10. 告知患者:在接受 PUVA 治疗当日,尽量避免日光浴;治疗当天的其他时间,应该在所有光暴露部位使用防晒剂。

　　11. 向所有患者赠予一本美国银屑病基金会出版的 PUVA 治疗手册。

治疗方案

1. 患者参观完光疗中心,接受关于 PUVA 光疗的基础教育后,需签署知情同意书,针对同意书中的问题接受详细解答。

2. 将 1ml 甲氧沙林(10mg/ml 标准溶液)或 10ml 0.1mg/ml 三唑沙林(95% 乙醇中的三甲补骨脂素)稀释在 2L 温水中并置于盆中,浸浴过程必须搅拌。

3. 将患者手和 / 或足浸浴 15 分钟,浸浴过程中设置手动计时器并交与患者,浸浴后使用干毛巾拍打以擦干皮肤;用多层衣物包裹手腕以避免 UVA 照射(非强制),也可用其他方法保护手腕处皮肤。

4. 每月 1 次按照厂家的标准方法记录光疗仪里 UVA 照射强度(mW/cm^2),在光疗仪记录单上记录这个照射强度,或者为治疗仪做一个照射强度日志。

5. 设置 UV 控制面板,按以下公式手动计算时间(s)(照射强度数值来自每周照射强度日志):

$$时间(s)= 照射剂量(mJ/cm^2)÷ 照射强度(mW/cm^2)$$

6. 治疗前在控制面板上输入正确的信息,按照厂商提供的操作指导可以计算紫外线治疗的时间和总剂量。

7. 将时间(或剂量)设置在紫外线治疗仪的控制面板上,另设置一安全计时器放置于光疗仪或由光疗技师保管。在某些光疗仪上,照射时间取决于内部光度计测量的剂量,时间必须由技师估算。

8. 确认紫外线灯治疗仪是 UVA 治疗模式。

9. 患者在光疗期间和治疗后 1 小时佩戴防护镜。

10. 所有皮肤类型 UVA 的起始照射剂量为 $0.5J/cm^2$。

11. 给予 UVA 治疗前,患者必须彻底清洗手和 / 或足,以去除皮肤表面的任何药物残留。为患者提供防晒霜(防 UVA/UVB),避免当天额外的 UVA 暴露。

12. 告知患者治疗当天的其他时间避免日间过度暴晒,治疗完成 48 小时后可能出现烧伤灼伤可能在治疗后 48 小时才出现;通常不连续 2 天接受治疗,这样护师可准确观察红斑。

后续治疗

13. 每次治疗在耐受的情况下可增加 $0.5J/cm^2$。如果发生灼伤,则应咨询主治医师。

14. 除非医师指示,否则照射剂量不要超过 2.5J/cm^2。

15. 除非医生另有医嘱,PUVA 浴治疗银屑病的频率是每周 2~3 次;如果每周已经超过 3 次,那么必须对 UVA 剂量的增加进行特别告知。

16. 光疗技师会要求主治医师查看患者,以便决定当天是否调整治疗;如果皮肤出现淡粉色红斑,光疗技师应该维持先前的治疗剂量继续治疗。

17. 如果后续治疗间隔超过 3 天,应遵循以下准则:

3~7 天	保持剂量不变
1~2 周	减少 50% 剂量
3 周	重新开始

18. 按照前面步骤 2~12。

涂抹 PUVA（乳液）的患者须知

1. 向所有接受涂抹 PUVA 治疗的患者常规介绍 PCT。

2. 向所有接受涂抹 PUVA 治疗的患者介绍光疗设备和安全须知。

3. 如果需全身治疗，则要对患者眼睛和男性生殖器区的覆盖保护。如果接受全身 PUVA 治疗，必须加强眼部防护，对男性患者生殖器区域进行遮盖。

4. 涂抹 PUVA 治疗的患者在待治疗区域用棉签涂抹补骨脂素 30 分钟后立即照射 UVA；如果补骨脂素涂在治疗范围外，则应对该区域进行覆盖保护。

5. 所有接受涂抹 PUVA 治疗的患者在照射 UVA 后，必须清洗治疗区域，穿上防护服或使用防晒剂（防 UVA 和 UVB）。

6. 光疗技师将会为每次光疗设置手动计时器并交于患者，设定时间根据 UVA 治疗剂量进行计算。

7. 告知患者在光疗照射灯熄灭或手动计时器报警 10 秒内完成治疗。

8. 将患者的用药情况记录在病历中，由光疗师审核，目前皮肤病的治疗药物相关问题由主治医师解决。

9. 告知所有患者涂抹 PUVA 光疗的可能并发症，具体包括：

    a. 晒伤反应；

    b. 如果眼睛未被防护，角膜会受损；

    c. 如果眼睛未被防护，可发生白内障；

    d. 光变应性皮炎（包括药物反应）；

    e. 皮肤雀斑；

    f. 皮肤老化；

    g. 可能增加罹患皮肤肿瘤的风险。

10. 告知患者：在接受涂抹 PUVA 治疗当日，尽量避免日光暴露；告知患者 UVA 能透过窗户和汽车玻璃传播。

11. 向所有患者赠予一本美国银屑病基金会出版的 PUVA 治疗手册。

治疗方案

1. 患者参观完光疗中心,接受关于涂抹 PUVA 光疗的基础教育后,需签署知情同意书,针对同意书中的问题接受详细解答。

2. 0.01% 甲氧沙林乳液处方给患者,这种溶液应由药剂师配制;甲氧沙林也可以使用羊毛脂或凡士林作为软膏基质制备,补骨脂素软膏的浓度为 0.1% 甲氧沙林。

3. 使用棉签在患处涂抹补骨脂素乳液,确保补骨脂素仅涂抹在患处;最好在医疗机构的技师帮助下完成,特别是手难以到达的部位;补骨脂素可在患者计划用 UVA 照射前使用,使用补骨脂素预处理的时间应为 30 分钟,UVA 照射剂量应遵循 30 分钟的预处理期;与患处相邻的未累及区域可以用多层布料包裹,以防护 UVA(非强制)。

4. 对于涂抹 PUVA 光疗所有皮肤类型 UVA 的起始照射剂量为 $0.5J/cm^2$。

5. 每月 1 次按照厂家的标准方法记录光疗仪里 UVA 照射强度(mW/cm^2),在光疗仪记录单上记录这个照射强度,或者为治疗仪做一个照射强度日志。

6. 设置 UV 控制面板,按以下公式手动计算时间(s)(照射强度数值来自每周照射强度日志):

$$时间(s) = 照射剂量(mJ/cm^2) \div 照射强度(mW/cm^2)$$

7. 治疗前在控制面板上输入正确的信息,按照厂商提供的操作指导可以计算紫外线治疗的时间和总剂量。

8. 在 UV 灯控制面板上设置时间(或剂量),在照光中或由技师另附安全计时器;某些治疗的时间取决于内置光度计测量的剂量,并必须由光疗技师把握将时间(或剂量)设置在紫外线治疗仪的控制面板上,另设置一安全计时器放置于光疗仪或由光疗技师保管;在某些光疗仪上,照射时间取决于内部光度计测量的剂量,时间必须由技师估算。

9. 确认紫外线灯治疗仪是 UVA 治疗模式。

10. 患者在光疗期间佩戴防护镜。

11. 开始治疗。

12. 给予 UVA 治疗前,患者必须彻底清洗手和 / 或足,以去除皮肤表面的任何药物残留;为患者提供防晒霜(防 UVA/UVB),避免当天额外的 UVA 暴露。

13. 告知患者治疗当天的其他时间避免日间过度暴晒,治疗完成 48 小时后可能出现烧伤灼伤可能在治疗后 48 小时才出现；通常不连续 2 天接受治疗，这样护师可准确观察红斑。

14. 提醒患者，银屑病皮疹周围皮肤可能随着治疗进程而变得更黑。

15. 患者应在第一次治疗后 2 周复诊，然后在治疗期间每 2~4 周复诊；如果治疗部位发生灼伤，水疱或疼痛感，患者应立即随诊。

后续治疗

16. 每次治疗剂量增加 $0.5J/cm^2$，若耐受可达 $4J/cm^2$；如果发生灼伤，则应咨询主治医师；较高的治疗剂量需遵医嘱。

17. 除非医生另有医嘱，涂抹 PUVA 治疗银屑病的频率是每周两次；如果每周已经超过 3 次，那么必须对 UVA 剂量的增加进行特别告知。

18. 如果皮肤出现红斑，光疗技师会与主治医师取得联系，以便决定当天是否调整治疗；如果皮肤出现淡粉色红斑，光疗技师应该维持先前的治疗剂量继续治疗。

19. 如果后续治疗间隔超过 3 天，应遵循以下准则：

4~7 天	保持剂量不变
1~2 周	减少 50% 剂量
超过 3 周	重新开始

20. 按照前面步骤 3~15。

维 A 酸联合 UVB

患者须知

1. 向所有接受维 A 酸联合 UVB（ReUVB）治疗的患者介绍光疗中心。

2. 向所有接受 ReUVB 治疗的患者介绍光疗设备和安全须知。

3. 必须对患者加强眼部防护，对男性患者生殖器区域进行遮盖。

4. 应告知所有诊断银屑病的患者在 UVB 治疗前要将矿物油涂抹到皮损区。

5. 患者须站立在光疗舱中间，上肢放松；如果临床医生建议，患者可以站立在辅助阶梯凳上。

6. 光疗技师在每个治疗过程中设定手动计时器的时间，这个时间与预定的治疗时间一致，在治疗过程中，计时器可交给患者或者技师；设定时间根据 UVB 治疗剂量进行计算。

7. 指导患者当光疗照射灯熄灭后或者手动计时器计时结束 10 秒内，走出光疗舱门；告知患者舱门没有锁，并向患者演示开关门的操作。

8. 将患者的用药情况记录在病历中，由光疗师审核；目前皮肤病的治疗药物相关问题由主治医师解决。

9. 告知所有患者 UVB 治疗的可能并发症，具体包括：

    a. 晒伤反应；

    b. 如果眼睛未被防护，角膜会受损；

    c. 光变应性皮炎（包括药物反应）；

    d. 皮肤雀斑；

    e. 皮肤老化；

    f. 可能增加罹患皮肤癌的风险。

10. 告知患者：在接受 UVB 照射当日，尽量避免在没有保护的情况下接受日光暴露；治疗当天的其他时间，应该在所有光暴露部位使用防晒剂（SPF 15）。

11. 向所有患者赠予一本美国银屑病基金会出版的 UVB 治疗手册。

治疗方案

　　无论是阿维 A，异维 A 酸或者将来批准用于治疗银屑病的其他维 A 酸类药物，维 A 酸类药物的剂量都将由医生决定；维 A 酸治疗应在 UVB 治疗开始前 1~2 周进行，医生将与患者讨论维 A 酸治疗银屑病的疗效和潜在的副作用。通常阿维 A 联合治疗的起始剂量为 25mg/d，但医生可以根据其他因素进行调整；基于医生对疗效的判断，维 A 酸的剂量将在治疗过程中进行调整，通常在紫外线治疗的前 2 个月内减少维 A 酸剂量；询问患者目前服用的剂量，并在光疗作业图中记录。

　　如果患者在 UVB 治疗后开始系统性使用维 A 酸，那么 UVB 的剂量应该在维 A 酸治疗开始前减少 50%；在系统性维 A 酸治疗 2 周后，不应增加 UVB 剂量。

　　1. 患者参观完光疗中心，接受关于 ReUVB 光疗的基础教育后，需签署知情同意书，针对同意书中的问题接受详细解答。

　　2. 患者必须去除所有衣物，除非得到主治医生要求或者允许，男性患者均应该穿护裆；在紫外线照射前，患者银屑病斑块处应涂抹矿物油。

　　3. 在光疗仪里所有患者必须佩戴眼罩保护眼睛。

　　4. 每月 1 次按照厂家的标准方法记录光疗仪里 UVB 照射强度（mW/cm^2），在光疗仪记录单上记录这个照射强度，或者为治疗仪做一个照射强度日志。

　　5. 据医生判定的皮肤类型来确定患者 UVB 初始剂量，关于皮肤类型的定义详见附录。

皮肤类型	起始 UVB 剂量 /mJ·cm^{-2}
I	20
II	25
III	30
IV	40
V	50
VI	60

　　6. 设置 UVB 控制面板，输出能量参考上述第 5 条数值，按以下公式手动计算时间（s）（照射强度数值来自每周照射强度日志）：

时间（s）= 照射剂量（mJ/cm²）÷ 照射强度（mW/cm²）

7. 治疗前在控制面板上输入正确的信息，按照厂商提供的操作指导可以计算紫外线治疗的时间和总剂量。

8. 将时间（或剂量）设置在紫外线治疗仪的控制面板上，另设置一安全计时器放置于舱内或由光疗技师保管；在某些光疗仪上，照射时间取决于内部光度计测量的剂量，时间必须由技师估算。

9. 确认紫外线灯治疗仪是 UVB 治疗模式。

10. 打开风扇，让患者站在紫外线治疗仪的中心，双臂放松；再次检查他们是否佩戴紫外线护目镜保护眼睛。

11. 告知患者舱门没有锁，当灯光熄灭或在治疗期间皮肤感到灼伤或刺痛感时自行从治疗舱里走出。

12. 开始治疗。

后续治疗

13. 除非医生另有医嘱，ReUVB 治疗银屑病的频率一般是每周 3~5 次；如果医生医嘱每周少于 3 次，应特别注明紫外线剂量的递增需要作出相应的调整。

14. 下一次治疗问诊时，询问患者前一天晚上的皮肤是否有红斑、淡红斑以及触痛，在光疗记录中记录这些信息。

15. 如果皮肤出现淡粉色红斑，光疗技师应该维持先前的治疗剂量继续治疗。

16. 如果皮肤出现明显红斑，光疗技师会要求主治医师查看患者，以便调整 UVB 治疗。

17. 如果 3 天之内接受光疗，可以按照下表接受 UVB 照射的增量（mJ/cm²）：

皮肤类型	UVB 增加剂量 /mJ·cm⁻²
I	5
II	10
III	15
IV	20
V	25
VI	30

18. 后续治疗中,治疗间隔时间与照射增量见下表:

4~7 天	保持剂量不变
1~2 周	比末次治疗剂量降低 25%
2~4 周	比末次治疗剂量降低 50%
超过 4 周	重新开始

19. 继续上述 6~12 步骤。

维 A 酸联合窄谱 UVB

患者须知

1. 系统性维 A 酸联合窄谱 UVB（ReNB-UVB）最好通过 MED 测定决定 NB-UVB 的照射剂量，当维 A 酸治疗 1~2 周，立即开始 NB-UVB 治疗，这点尤其重要；此时测得的 MED 将为 NB-UVB 提供更精确和有效的起始剂量，且有助于避免治疗中的光毒性反应。

2. 向所有接受 ReNB-UVB 治疗的患者介绍 PTC。

3. 向所有接受 ReNB-UVB 治疗的患者介绍光疗设备和安全须知。

4. 必须对所有接受治疗的患者加强眼部防护，对男性患者生殖器区域进行遮盖。

5. 患者须站立在光疗舱中间，上肢放松；如果临床医生建议，患者可以站立在辅助阶梯凳上。

6. 光疗技师在每个治疗过程中设定手动计时器的时间，这个时间与预定的治疗时间一致，在治疗过程中，计时器可交给患者或者技师；设定时间根据 NB-UVB 治疗剂量进行计算。

7. 指导患者当光疗照射灯熄灭后或者手动计时器计时结束 10 秒内，走出光疗舱门；告知患者舱门没有锁，并向患者演示开关门的操作。

8. 将患者的用药情况记录在病历中，由光疗师审核；目前皮肤病的治疗药物相关问题由主治医师解决。

9. 告知所有患者 NB-UVB 治疗的可能并发症，具体包括：

　　a. 晒伤反应；

　　b. 如果眼睛未被防护，角膜会受损；

　　c. 光变应性皮炎（包括药物反应）；

　　d. 皮肤雀斑；

　　e. 皮肤老化；

　　f. 可能增加罹患皮肤癌的风险。

10. 告知患者：在接受 NB-UVB 照射当日，尽量避免在没有保护的情况下接受日光暴露；治疗当天的其他时间，应该在所有光暴露部位使用防晒剂（SPF15）。

11. 向所有患者赠予一本美国银屑病基金会出版的 UVB 光疗和维 A 酸治疗手册。

治疗方案

　　无论是阿维 A、异维 A 酸或者将来批准用于治疗银屑病的其他维 A 酸类药物，维 A 酸类药物的剂量都将由医生决定；维 A 酸治疗应在 NB–UVB 治疗开始前 1~2 周进行，医生将与患者讨论维 A 酸治疗银屑病的疗效和潜在的副作用。通常阿维 A 联合治疗的起始剂量为 25mg/d，但医生可以根据其他因素进行调整；基于医生对疗效的判断，维 A 酸的剂量将在治疗过程中进行调整，通常在紫外线治疗的前 2 个月内减少维 A 酸剂量；询问患者目前服用的剂量，并在光疗作业图中记录。

　　如果患者在 NB–UVB 治疗后开始系统性使用维 A 酸，那么 UVB 的剂量应该在维 A 酸治疗开始前减少 50%；在系统性维 A 酸治疗 2 周后，不应增加 UVB 剂量。

　　1. 患者参观完光疗中心，接受关于 NB–UVB 光疗的基础教育后，需签署知情同意书，针对同意书中的问题接受详细解答。

　　2. 维 A 酸治疗开始 1~2 周后，使用标准程序在下腰椎或骶骨区域测得 MED（见 NB–UVB 治疗 MED 测定程序章节）。

　　3. 患者必须去除所有衣物，除非得到主治医生要求或者允许，男性患者均应该穿护裆。

　　4. 在光疗仪里所有患者必须佩戴眼罩保护眼睛。

　　5. 每月 1 次按照厂家的标准方法记录光疗仪里 NB–UVB 照射强度（mW/cm^2），在光疗仪记录单上记录这个照射强度，或者为治疗仪做一个照射强度日志。

　　6. NB–UVB 起始剂量（mJ/cm^2）将基于患者 24 小时内测定的 MED 决定，MED 将记录在光疗治疗单中。

NB–UVB 起始剂量 =50% MED

　　（如果患者的 MED 高于 NB–UVB 在 MED 测定测试中的最高测试剂量，那么将使用 50% 的最高测试位点作为初始剂量。）

　　7. 设置 UVB 控制面板，输出能量参考上述第 6 条数值，按以下公式手动计算时间（s）（照射强度数值来自每周照射强度日志）：

时间（s）= 照射剂量（mJ/cm^2）÷ 照射强度（mW/cm^2）

　　8. 治疗前在控制面板上输入正确的信息，按照厂商提供的操作指导可以计算 NB–UVB 治疗的时间和总剂量。

　　9. 将时间（或剂量）设置在紫外线治疗仪的控制面板上，另设置一安全计时器放置于舱内或由光疗技师保管;在某些光疗仪上,照射时间取决于内部光度计测量的剂量,时间必须由技师估算。

10. 确认紫外线灯治疗仪是 NB-UVB 治疗模式。

11. 打开风扇,让患者站在紫外线治疗仪的中心,双臂放松;再次检查他们是否佩戴紫外线护目镜保护眼睛。

12. 告知患者舱门没有锁,当灯光熄灭或在治疗期间皮肤感到灼伤或刺痛感时自行从治疗舱里走出。

13. 开始治疗。

后续治疗

14. 除非医生另有医嘱,NB-UVB 治疗银屑病的频率是每周 3 次;如果次数少于每周 3 次,应特别注明 NB-UVB 剂量的递增需要作出相应的调整。

15. 在随后的随诊中,询问患者关于前一天晚上皮疹红斑、淡红斑和变软的情况,这些信息将被记录在光疗单中下一次治疗问诊时,询问患者前一天晚上的皮肤是否有红斑、淡红斑以及皮肤柔软度,在光疗记录中记录这些信息。

16. 如果皮肤出现明显红斑,光疗技师会要求主治医师查看患者,以便调整 NB-UVB 治疗;如果皮肤出现淡粉色红斑,光疗技师应该维持先前的治疗剂量继续治疗。

17. 如果 3 天之内接受光疗,可以按照下表接受 NB-UVB 照射的增量 (mJ/cm^2):

治疗 1~20 天	增加 10%MED
治疗 21 以上	按医生要求增加

18. 除非医生另有医嘱,否则不得超过 4 倍 MED。

19. 后续治疗中,治疗间隔时间与照射增量见下表:

4~7 天	保持剂量不变
1~2 周	比原剂量降低 25%
2~4 周	比原剂量降低 50%
超过 4 周	重新开始

20. 继续上述 7~13 步骤。

维 A 酸联合 PUVA

患者须知

1. 向所有接受维 A 酸联合 PUVA（RePUVA）治疗的患者介绍 PTC。

2. 向所有接受 RePUVA 治疗的患者介绍光疗设备和安全须知。

3. 必须对所有接受治疗的患者加强眼部防护，对男性患者生殖器区域进行遮盖。

4. 采用 RePUVA 治疗的患者要求在他们预计到达 PTC 治疗前 1 小时服用氧化补骨脂素缓释片，剂量遵医生医嘱；服药后 1 小时 15 分钟和 1 小时 45 分钟之间进行治疗。

5. 所有服用氧化补骨脂素缓释片的患者，从服药开始及服药后的 18~24 小时内，户外、驾车或靠近窗边时，都必须佩戴 UV 防护镜。

6. 让患者站在紫外线治疗仪的中心，双臂放松；再次检查他们是否佩戴紫外线护目镜保护眼睛。

7. 光疗技师将会为每次光疗设置手动计时器并交于患者，设定时间根据 UVA 治疗剂量进行计算。

8. 指导患者当光疗照射灯熄灭后或者手动计时器计时结束 10 秒内，走出光疗舱门；告知患者舱门没有锁，并向患者演示开关门的操作。

9. 将患者的用药情况记录在病历中，由光疗师审核；目前皮肤病的治疗药物相关问题由主治医师解决。

10. 告知所有患者 RePUVA 治疗的可能并发症，具体包括：

    a. 晒伤反应；

    b. 如果眼睛未被防护，角膜会受损；

    c. 光变应性皮炎（包括药物反应）；

    d. 皮肤雀斑；

    e. 皮肤老化；

    f. 可能增加罹患皮肤癌的风险。

11. 告知患者：在接受 RePUVA 治疗当日，尽量避免在没有保护的情况下接受日光暴露；治疗当天的其他时间，应该在所有光暴露部位使用宽谱防晒剂（UVA/UVB）。

12. 向所有患者赠予一本美国银屑病基金会出版的 PUVA 光疗手册。

治疗方案

无论是阿维 A、异维 A 酸或其他在未来被批准用于治疗银屑病的其他维 A 酸类药物,都由医生来决定使用药物的剂量。维 A 酸治疗应在接受 PUVA 前 1~2 周开始,需与患者讨论使用维 A 酸治疗银屑病的疗效和潜在副作用。联合治疗阿维 A 的起始剂量通常为 25mg/d,但医生可根据患者当时情况以及某些影响因素进行适当调整;医生可根据 PUVA 治疗的前两个月临床反应来调整治疗期间的维 A 酸剂量;询问患者他们当前口服的剂量并将其记录在光疗记录单。

如果患者是在已经接受 PUVA 后开始系统使用维 A 酸,那么 UVA 照射剂量应有所降低,比治疗前先使用维 A 酸低 50%;在系统应用维 A 酸后 2 周 UVA 的剂量不应增加。

1. 患者参观完光疗中心,接受关于 PUVA 光疗的基础教育后,需签署知情同意书,针对同意书中的问题接受详细解答。

2. 患者在预计到达 PTC 前 1 小时服用甲氧沙林,服药后 1 小时 15 分钟和 1 小时 45 分钟之间接受光疗。

3. 氧化补骨脂素缓释片剂量遵医嘱,不同患者的剂量也不尽相同,标准剂量为 0.5~0.6mg/kg。

4. 询问患者何时摄入药物以及摄入药物剂量。

5. 患者必须去除所有衣物,除非得到主治医生要求或者允许,男性患者均应该穿护裆;在 UVA 光疗前,患者可在银屑病斑块上使用矿物油,但这对于 RePUVA 不是强制性的。

6. 在光疗仪里所有患者必须佩戴眼罩保护眼睛。

7. 每月 1 次按照厂家的标准方法记录光疗仪里 UVA 照射强度(mW/cm^2),在光疗仪记录单上记录这个照射强度,或者为治疗仪做一个照射强度日志。

8. 根据医生判定的皮肤类型来确定患者 RePUVA 初始剂量(J/cm^2),关于皮肤类型的定义详见附录。

皮肤类型	初始 UVA 剂量 /J·cm^{-2}
I	0.5
II	0.5
III	1
IV	1
V	2
VI	2

9. 手动方法计算时间,再设置 UVA 控制面板传递能量(#8)设置 UVA 控制面板,输出能量参考上述第 8 条数值,按以下公式手动计算时间(s):

$$时间(s)=照射剂量(J/cm^2)\div 照射强度(mW/cm^2)$$

10. 治疗前在控制面板上输入正确的信息,按照厂商提供的操作指导可以计算 UVA 治疗的时间和总剂量。

11. 将时间(或剂量)设置在紫外线治疗仪的控制面板上,另设置一安全计时器放置于光疗仪或由光疗技师保管;在某些光疗仪上,照射时间取决于内部光度计测量的剂量,时间必须由技师估算。

12. 确认紫外线灯治疗仪是 UVA 治疗模式。

13. 打开风扇,让患者站在紫外线治疗仪的中心,双臂放松;再次检查他们是否佩戴紫外线护目镜保护眼睛。

14. 告知患者舱门没有锁,当灯光熄灭或在治疗期间皮肤感到灼伤或刺痛感时自行从治疗舱里走出。

15. 开始治疗。

16. 有些患者可以按照医生的医嘱接受腿部或躯干的局部紫外线治疗。

17. RePUVA 治疗开始以及其后的每 6 个月都必须接受一次眼科检查。

18. 维 A 酸治疗前、治疗后 2 周、4 周以及 RePUVA 治疗期间的每 1~2 个月,监测血脂水平和肝酶。

后续治疗

19. 除非医生另有要求,诊断为银屑病的患者接受 RePUVA 的治疗频率常规为的每周 2~3 次;如果每周治疗超过 3 次,则必须按照特殊指示提高 UVA 剂量的除非医生另有医嘱,诊断为银屑病的患者接受 RePUVA 的治疗频率是每周 2~3 次;如果每周治疗超过 3 次,那么必须对 UVA 剂量的增加进行特别告知。

20. 下一次治疗问诊时,询问患者前一天晚上的皮肤是否有红斑、淡红斑以及触痛,在光疗记录中记录这些信息;同时询问患者何时服用补骨脂素片。

21. 如果皮肤出现明显红斑,光疗技师会要求主治医师查看患者,以便调整治疗。如果皮肤出现淡粉色红斑,光疗技师应该维持先前的治疗剂量继续治疗。

22. 如果 3 天之内接受光疗,可以按照下表接受 UVA 照射的增量(mJ/cm²)。

皮肤类型	增加的 UVA 剂量 $/mJ \cdot cm^{-2}$
I	0.5
II	1
III	1
IV	1
V	1
VI	1

23. 如果后续治疗间隔超过 3 天,应遵循以下指导:

3~7 天	维持相同剂量
1~2 周	减少 25% 剂量
2~3 周	减少 50% 剂量
3~4 周	减少 75% 剂量
超过 4 周	重新开始

24. 按照前面步骤 4~15。

Goeckerman 治疗（粗煤焦油联合 UVB）

根据 Goeckerman 初始方法修订

患者须知

---

1. 向所有接受 Goeckerman 治疗的患者介绍光疗中心。

2. 向所有接受 Goeckerman 治疗的患者介绍光疗设备和安全须知。

3. 必须对所有接受治疗的患者加强眼部防护，对男性患者生殖器区域进行遮盖。

4. 在 PTC 治疗期间，应给患者分配一个储物柜，并有责任提供一个锁。

5. 所有接受 Goeckerman 治疗的患者应该了解每天使用保鲜膜封包煤焦油至少 4 个小时是治疗的其中一个环节。

6. 所有诊断为银屑病的患者在接受 UVB 治疗前，应在患处涂抹矿物油。

7. 患者须站立在光疗舱中间，上肢放松；如果临床医生建议，患者可以站立在辅助阶梯凳上。

8. 光疗技师在每个治疗过程中设定手动计时器的时间，这个时间与预定的治疗时间一致，在治疗过程中，计时器可交给患者或者技师；设定时间根据 UVB 治疗剂量进行计算。

9. 指导患者当光疗照射灯熄灭后或者手动计时器计时结束 10 秒内，走出光疗舱门；告知患者舱门没有锁，并向患者演示开关门的操作。

10. 将患者的用药情况记录在病历中，由光疗师审核；目前皮肤病的治疗药物相关问题由主治医师解决。

11. 所有患者会被告知夜间在患处使用润肤剂如羊毛脂制剂或凡士林并且保留一夜。

12. 告知所有患者 Goeckerman 治疗的可能并发症，具体包括：

    a. 毛囊炎；

    b. 焦油刺激；

    c. 晒伤反应；

    d. 如果眼睛未被防护，角膜会受损；

    e. 光变应性皮炎（包括药物反应）；

    f. 皮肤雀斑；

  g. 皮肤老化；

  h. 能增加罹患皮肤癌的风险。

  13. 告知患者：在接受 Goeckerman 治疗当日，尽量避免在没有保护的情况下接受日光暴露；治疗当天的其他时间，应该在所有光暴露部位使用防晒剂（SPF15）。

  14. 向所有患者赠予一本美国银屑病基金会出版的 UVB 和煤焦油治疗手册。

治疗方案

1. 患者参观完光疗中心,接受关于 Goeckerman 治疗的基础教育后,需签署知情同意书,针对同意书中的问题接受详细解答。

2. 患者必须去除所有衣物,除非得到主治医生要求或者允许,男性患者均应该穿护裆。在紫外线光疗前,患者可在银屑病斑块上涂抹矿物油。

3. 在光疗仪里所有患者必须佩戴眼罩保护眼睛。

4. 每月 1 次按照厂家的标准方法记录光疗仪里 UVB 照射强度(mW/cm^2),在光疗仪记录单上记录这个照射强度,或者为治疗仪做一个照射强度日志。

5. 据医生判定的皮肤类型来确定患者 UVB 初始剂量,关于皮肤类型的定义详见附录。

皮肤类型	初始 UVB 剂量 /$J \cdot cm^{-2}$
I	20
II	25
III	30
IV	40
V	50
VI	60

6. 设置 UVB 控制面板,输出能量参考上述第 5 条数值,按以下公式手动计算时间(s):

$$时间(s)= 照射剂量(J/cm^2) \div 照射强度(mW/cm^2)$$

7. 治疗前在控制面板上输入正确的信息,按照厂商提供的操作指导可以计算 UVB 治疗的时间和总剂量。

8. 将时间(或剂量)设置在紫外线治疗仪的控制面板上,另设置一安全计时器放置于舱内或由光疗技师保管。在某些光疗仪上,照射时间取决于内部光度计测量的剂量,时间必须由技师估算。

9. 确认紫外线灯治疗仪是 UVB 治疗模式。

10. 打开风扇,让患者站在紫外线治疗仪的中心,双臂放松;再次检查他们是否佩戴紫外线护目镜保护眼睛。

11. 告知患者舱门没有锁,当灯光熄灭或在治疗期间皮肤感到灼伤或刺痛感时自行从治疗舱里走出。

12. 开始治疗。

13. 有些患者可以按照医生的医嘱接受腿部或躯干的局部紫外线治疗。

14. 完成 UVB 光疗后,患者将被带到治疗区,接受煤焦油治疗;由护理人员操作,将煤焦油涂抹于脖子以下,除了在腋下、腹股沟和身体的褶皱处;煤焦油初始浓度可为 2%,治疗 1 周后可增加至 5%。

15. 当煤焦油涂抹完毕,要用保鲜膜包裹,并要保护到位;然后患者穿上 PTC 提供的外科手术服;另一种方式是使用一个闭塞的服装,在颈项,手腕和脚踝等部位有合适的装置,为这个目的而设计的尼龙或塑料套装已经商业化。

16. 每天至少有 4 小时的焦油封包进行 Goeckerman 治疗。一般需要的时间是 6 小时,除非主治医师另有医嘱。

17. 在煤焦油封包期间提供 PTC 休息室。

18. 头皮清创治疗可在患者于治疗中心接受治疗的 6 小时内进行,见头皮清创方案。

19. 在焦油封包期结束后,患者将进行水疗;详见水疗方案,淋浴设备也可代替水疗。

20. 接受 Goeckerman 治疗的患者会被告知夜间在患处使用润肤剂如羊毛脂制剂或凡士林并且过夜保留一夜。

后续治疗

21. 诊断为银屑病的患者 Goeckerman 治疗的频率为每周 5 次,除非医生另有指示;如果每周治疗少于 4 次,应特别注明 UVB 剂量的递增需要作出相应的调整。

22. 下一次治疗问诊时,询问患者前一天晚上的皮肤是否有红斑、淡红斑以及触痛,在光疗记录中记录这些信息。

23. 如果皮肤出现明显红斑,光疗技师会要求主治医师查看患者,以便调整 UVB 治疗;如果皮肤出现淡粉色红斑,光疗技师应该维持先前的治疗剂量继续治疗。

24. 如果 3 天之内接受光疗,可以按照下表接受 UVB 照射的增量(mJ/cm^2)。

皮肤类型	增加的 UVB 剂量 /mJ·cm^{-2}
I	5
II	10
III	15
IV	20
V	25
VI	30

25. 后续治疗中,治疗间隔时间与照射剂量见下表:

3~7 天	维持相同剂量
1~2 周	减少 25% 剂量
2~3 周	减少 50% 剂量
3~4 周	减少 75% 剂量
超过 4 周	重新开始

26. 继续上述 6~20 步骤。

Ingram 治疗（蒽林联合 UVB）

根据初始 Ingram 治疗方法修订

患者须知

1. 向所有接受 Ingram 治疗的患者介绍光疗中心。

2. 向所有接受 Ingram 治疗的患者介绍光疗设备和安全须知。

3. 必须对所有接受治疗的患者加强眼部防护，对男性患者生殖器区域进行遮盖。

4. 在 PTC 治疗期间，应给患者分配一个储物柜，并有责任提供一个锁。

5. 所有接受 Ingram 治疗的患者应该了解每天使用保鲜膜封包煤焦油至少 1~2 个小时是治疗的其中一个环节。

6. 所有诊断为银屑病的患者在接受 UVB 治疗前，应在患处涂抹矿物油。

7. 患者须站立在光疗舱中间，上肢放松。如果临床医生建议，患者可以站立在辅助阶梯凳上。

8. 光疗技师在每个治疗过程中设定手动计时器的时间，这个时间与预定的治疗时间一致，在治疗过程中，计时器可交给患者或者技师，设定时间根据 UVB 治疗剂量进行计算。

9. 指导患者当光疗照射灯熄灭后或者手动计时器计时结束 10 秒内，走出光疗舱门；告知患者舱门没有锁，并向患者演示开关门的操作。

10. 将患者的用药情况记录在病历中，由光疗师审核；目前皮肤病的治疗药物相关问题由主治医师解决。

11. 告知所有患者 Ingram 治疗的可能并发症，具体包括：

    a. 毛囊炎；

    b. 蒽林染色；

    c. 蒽林刺激；

    d. 蒽林灼伤；

    e. 晒伤反应；

    f. 如果眼睛未被防护，角膜会受损；

    g. 光变应性皮炎（包括药物反应）；

    h. 皮肤雀斑；

　　i. 皮肤老化；

　　j. 能增加罹患皮肤癌的风险。

　　12. 告知患者：在接受 Goeckerman 治疗当日，尽量避免在没有保护的情况下接受日光暴露；治疗当天的其他时间，应该在所有光暴露部位使用防晒剂（SPF15）。

　　13. 向所有患者赠予一本美国银屑病基金会出版的 UVB 和蒽林治疗手册。

治疗方案

1. 患者参观完光疗中心，接受关于 Ingram 治疗的基础教育后，需签署知情同意书，针对同意书中的问题接受详细解答。

2. 患者必须去除所有衣物，除非得到主治医生要求或者允许，男性患者均应该穿护裆；在紫外线光疗前，患者可在银屑病斑块上涂抹矿物油。

3. 在光疗仪里所有患者必须佩戴眼罩保护眼睛。

4. 每月 1 次按照厂家的标准方法记录光疗仪里 UVB 照射强度（ mW/cm²），在光疗仪记录单上记录这个照射强度，或者为治疗仪做一个照射强度日志。

5. 据医生判定的皮肤类型来确定患者 UVB 初始剂量，关于皮肤类型的定义详见附录。

皮肤类型	初始 UVB 剂量 /J·cm⁻²
I	20
II	25
III	30
IV	40
V	50
VI	60

6. 设置 UVB 控制面板，输出能量参考上述第 5 条数值，按以下公式手动计算时间（s）（照射强度数值来自每周照射强度日志）：

$$时间（s）= 照射剂量（J/cm^2）÷ 照射强度（mW/cm^2）$$

7. 治疗前在控制面板上输入正确的信息，按照厂商提供的操作指导可以计算 UVB 治疗的时间和总剂量。

8. 将时间（或剂量）设置在紫外线治疗仪的控制面板上，另设置一安全计时器放置于舱内或由光疗技师保管；在某些光疗仪上，照射时间取决于内部光度计测量的剂量，时间必须由技师估算。

9. 确认紫外线灯治疗仪是 UVB 治疗模式。

10. 打开风扇，让患者站在紫外线治疗仪的中心，双臂放松；再次检查他们是否佩戴紫外线护目镜保护眼睛。

11. 告知患者舱门没有锁，当灯光熄灭或在治疗期间皮肤感到灼伤或刺痛感时自行从治疗舱里走出。

12. 开始治疗。

13. 有些患者可以按照医生的医嘱接受腿部或躯干的局部紫外线治疗。

14. 完成 UVB 光疗后，患者将被带到 PTC 治疗区；由护理人员操作，将蒽林涂抹于银屑病皮损区域，除面部、腹股沟、身体的褶皱处和生殖器处。所有患者的初始蒽林浓度为 0.1%，首先，斑块周围的正常皮肤将涂抹凡士林保护，接着涂抹蒽林，滑石粉拍打于皮损处有助于防止蒽林蔓延，最后治疗区域先用保鲜膜再加一层纱布封包。

15. 当蒽林涂抹完毕，要用保鲜膜包裹，并要保护到位；然后患者穿上 PTC 提供的外科手术服。另一种方式是使用一个闭塞的服装，在颈项、手腕和脚踝等部位有合适的装置，为这个目的而设计的尼龙或塑料套装已经商业化。

16. 每天至少有 1~2 小时的蒽林封包进行 Ingram 治疗，一般需要的时间是 2 小时，除非主治医师另有医嘱。

17. 在蒽林封包期间提供 PTC 休息室。

18. 头皮清创治疗可在患者于治疗中心接受治疗的 2 小时内进行，见头皮清创方案。

19. 在蒽林封包期结束后，患者将进行水疗，详看水疗方案；淋浴设备也可代替水疗。

20. 接受 Ingram 治疗的患者会被告知夜间在患处使用润肤剂如羊毛脂制剂或凡士林并且过夜保留一夜。

后续治疗

21. 诊断为银屑病的患者 Ingram 治疗的频率为每周 5 次，除非医生另有指示；如果每周治疗少于 4 次，应特别注明 UVB 剂量的递增需要作出相应的调整。

22. 下一次治疗问诊时，询问患者前一天晚上的皮肤是否有红斑、淡红斑以及触痛，在光疗记录中记录这些信息。

23. 如果皮肤出现明显红斑，光疗技师会要求主治医师查看患者，以便调整 UVB 治疗；如果皮肤出现淡粉色红斑，光疗技师应该维持先前的治疗剂量继续治疗。

24. 如果 3 天之内接受光疗，可以按照下表接受 UVB 照射的增量（mJ/cm^2）。

皮肤类型	增加的 UVB 剂量 /mJ·cm^{-2}
I	5
II	10
III	15
IV	20
V	25
VI	30

25. 后续治疗中,治疗间隔时间与照射剂量见下表:

3~7 天	维持相同剂量
1~2 周	减少 25% 剂量
2~3 周	减少 50% 剂量
3~4 周	减少 75% 剂量
超过 4 周	重新开始

26. 根据下表调整地蒽酚的浓度,如果涂抹蒽林的部位感觉到刺激并伴有压痛或疼痛,医生需注意并和调整浓度。

治疗天数	蒽林浓度 /%
1~3	0.1
4~6	0.25
7~9	0.5
10~12	1.0
13~15	2.0
16~18	3.0
19~21	4.0

27. 继续上述 6~20 步骤。

（罗权　林玲　邓蕙妍　陈教全　译　杨艳　周欣　李薇　梁碧华　校
朱慧兰　张锡宝　审）

UVB 的局部治疗

308 准分子激光的患者须知

1. 对于局限性及顽固性的斑块型银屑病可以通过 308 准分子激光进行治疗,其可以单独使用,也可以联合使用。

2. 向所有接受准分子激光治疗的患者介绍光疗中心。

3. 向所有接受准分子激光治疗的患者介绍光疗设备和安全须知。

4. 准分子激光的初次治疗应为每周两次,如果治疗反应良好可适当减少治疗频率。

5. 接受治疗时指导患者佩戴护目镜。

6. 告知患者该治疗过程是无痛的,需保持不动;在治疗部位可能会有发热的感觉。

7. 将患者的用药情况记录在病历中,由光疗师审核;目前皮肤病的治疗药物相关问题由主治医师解决。

8. 知所有患者准分子激光治疗的可能并发症,具体包括:

　　a. 晒伤反应;

　　b. 眼部损伤(角膜受损);

　　c. 皮肤雀斑;

　　d. 色素沉着;

　　e. 皮肤癌风险可能增加罹患皮肤癌的风险;

　　f. 可能加速老化。

9. 向患者赠予一本美国银屑病基金会出版的 UVB 光疗手册(如果之前未曾被赠予)。

治疗方案

1. 患者参观完光疗中心,接受基础教育后,需签署知情同意书。

2. 在接受准分子激光治疗前,患者将在治疗中心测定最小红斑量（MED）;首次就诊的患者参照以下流程:

  a. 获取详细病史;

  b. 在患者愿意情况下进行治疗前拍照;

  c. 通过 Fitzpatrick 分型判断患者的皮肤类型;

  d. MED 测试。

3. MED 测定参照以下流程 *:

  a. 在皮肤光保护部位处放置与激光设备相匹配的模板,一般选择髋部或臀部;

  b. 标记出模板的位置以确保精确计算 MED;

  c. 患者在 MED 测定紫外线照射时需佩戴护目镜;

  d. 请参考准分子激光仪附带的说明书进行 MED 测试,MED 测试的常用剂量是 100、150、200、250、300 和 350mJ/cm^2,分别与 1~6 级剂量相对应;

剂量等级	剂量 /mJ·cm^{-2}
1	100
2	150
3	200
4	250
5	300
6	350

  e. 患者在紫外线照射 24 小时后返回判断 MED 值;

  f. MED 测试中与第一个出现可见红斑或淡红斑的区域相对应的剂量即为 MED 值;

  g. MED 需要记录在光疗记录单上。

4. 患者的皮肤不能使用润肤乳、化妆品、除臭剂等。

---

* 改编自 XTRAC XL Plus Excimer Laser Phototherapy System, In-service training manual, Photomedex, Carlsbad, CA.

5. 斑块处薄涂矿物油。

Fitzpatrick 皮肤分型

皮肤类型	晒伤 / 晒黑史
I	总是晒伤,从不晒黑;敏感
II	易晒伤,较少晒黑
III	有时晒伤,有时晒黑
IV	很少晒伤,经常晒黑(橄榄色皮肤)
V	极少晒伤,易晒黑(棕色皮肤)
VI	从不晒伤,极易晒黑(黑色皮肤)

来源:Fitzpatrick,T.B.,*Arch. Dermatol.*,124,869,1988.

6. 治疗剂量通常基于 MED 的倍数(即 MED 的整数倍),举个例子:3 个 MED 剂量即 MED 值的 3 倍;对于一个 MED 值为 3(200J/cm²)的患者,3MED 的剂量即为 600mJ/cm²*。

7. MED 的倍数是基于斑块的特征及部位,膝盖、肘部及手足部初始照射剂量为 3 个 MED;其他部位初始剂量为 2 个 MED,对于较厚的斑块,MED 可在原基础上适当增加一倍;对于较薄的斑块,MED 可在原基础上适当减少一倍;对于棕褐色斑块,MED 可在原基础上适当增加一倍,请参阅制造商操作手册以获取更详细说明。

8. 应特别注意手腕、手背、脚踝和足部这些容易晒伤的部位。

9. 治疗频率为每周两次。

10. 后续剂量通常取决于最近一次的治疗:

    a. 如果患者在治疗过程出现灼伤或水疱,请降低 1 个 MED 倍数值并避免受伤部位的治疗;

    b. 如果治疗区域未见任何改善,并且没出现灼伤及水疱,则增加 1 个 MED 倍数值。

11. 告知患者治疗区域需避免暴露于自然紫外光下,起水疱部位可局部涂抹抗生素药膏且不能戳破水疱。

12. 确保患者出现任何问题可以联系到 PTC。

---

*设备通常配备专业的激光使用指导。有关设备的操作和安全功能,请参阅具体的制造商说明。

手持式 UVB 设备的患者须知

1. 对于局限性及顽固性的斑块型银屑病可以使用丝状光源的手持式 UVB 治疗仪，其传输的 UVB 波段有限；其可以单独使用，也可以联合使用。

2. 向所有接受局部 UVB 治疗的患者介绍光疗中心。

3. 向所有接受局部 UVB 治疗的患者介绍光疗设备和安全须知。

4. 局部 UVB 的初次治疗应为每周 2~3 次，不连续进行治疗；患者每周治疗少于两次需要有医生医嘱。

5. 接受治疗时指导患者佩戴护目镜。

6. 告知患者该治疗过程是无痛的，需保持不动；在治疗部位可能会有发热的感觉。

7. 将患者的用药情况记录在病历中，由光疗师审核；目前皮肤病的治疗药物相关问题由主治医师解决。

8. 告知所有患者局部 UVB 治疗的可能并发症，具体包括：

    a. 晒伤反应；

    b. 眼部损伤（角膜受损）；

    c. 皮肤雀斑；

    d. 色素沉着；

    e. 皮肤癌风险可能增加罹患皮肤癌的风险；

    f. 可能加速老化。

9. 向患者赠予一本美国银屑病基金会出版的 UVB 光疗手册（如果之前未曾被赠予）。

治疗方案

1. 患者参观完光疗中心,接受基础教育后,需签署知情同意书。

2. 在接受局部 UVB 治疗前,患者将在治疗中心测定最小红斑量(MED),首次就诊的患者参照以下流程:

　　a. 获取详细病史;

　　b. 在患者愿意的情况下进行治疗前拍照;

　　c. 通过 Fitzpatrick 分型判断患者的皮肤类型;

　　d. MED 测试。

3. MED 测定参照以下流程:

　　a. 在 MED 测试过程中患者及操作者需佩带护目镜;

　　b. 根据下表来判断患者的皮肤类型;

皮肤类型	晒伤 / 晒黑史
I	总是晒伤,从不晒黑;敏感
II	易晒伤,较少晒黑
III	有时晒伤,有时晒黑
IV	很少晒伤,经常晒黑(橄榄色皮肤)
V	极少晒伤,易晒黑(棕色皮肤)
VI	从不晒伤,极易晒黑(黑色皮肤)

　　c. 在光保护部位标记 6 个光斑的皮肤位置(每个光斑 2cm×2cm)用于测试皮肤 MED,例如臀部;

　　d. 请参阅制造商的操作手册选择合适的方法选择 UVB 照射剂量;

　　e. 患者的皮肤类型相对应的 6 个 UVB 照射剂量见下表:

皮肤类型与 UVB 光试验剂量(mJ/cm^2)对照

剂量次数	皮肤类型					
	I	II	III	IV	V	VI
第一个	40	70	90	120	150	180
第二个	60	90	120	150	180	210
第三个	70	105	150	180	210	240
第四个	90	120	180	210	240	270
第五个	105	150	210	240	270	300
第六个	120	180	240	270	300	330

　　f. 患者在 UVB 照射 24 小时后返回判断 MED 值；

　　g. 测试中与第一个出现可见红斑或淡红斑的区域相对应的剂量即为 MED 值；

　　h. MED 值需要记录在光疗记录单上。

4. 患者的皮肤不能使用润肤乳、化妆品、除臭剂等。

5. 斑块处薄涂矿物油。

6. 治疗剂量通常基于 MED 的倍数（即 MED 的整数倍），MED 的倍数是基于斑块的特征及部位；一般来说，在可耐受范围内最大限度地使用尽可能高的 UVB 剂量，同时避免皮肤出现晒伤及水疱等症状。

7. 治疗频率为每周 2 次，密切监测治疗区域的变化对判断是否需要增加或降低 MED 倍数值是很有必要的。

8. 代表性的 UVB 剂量设定策略见下表：

代表性靶向 UVB 剂量设定策略

| 部位 | 鳞屑 / 斑块 | 初始剂量（首个 2~3 次治疗） | | 后续剂量 |
		每周 2 次治疗	每周 3 次治疗	
肘部 / 膝盖 / 手指	中度	6 MEDs	5 MEDs	上调 / 下调 [a]
	轻度	4 MEDs	4 MEDs	上调 / 下调 [a]
躯干 / 四肢	中度	4 MEDs	3 MEDs	上调 / 下调 [a]
	轻度	3 MEDs	2 MEDs	上调 / 下调 [a]
头皮	中度	4 MEDs	3 MEDs	上调 / 下调 [a]
	轻度	3 MEDs	2 MEDs	上调 / 下调 [a]

[a] 在避免红斑水疱的情况下尽可能使用皮肤耐受的最高剂量 UVB 进行治疗。

9. 应特别注意手腕、手背、脚踝和足部这些容易晒伤的部位。

10. 告知患者治疗区域需避免暴露于自然紫外光下，起水疱部位可局部涂抹抗生素药膏且不能戳破水疱。

11. 确保患者出现任何问题可以联系到 PTC。

家庭窄谱中波紫外线（NB-UVB）光疗

某些患者会特别考虑在家中使用治疗性光疗,本部分将重点介绍与办公室或门诊治疗相对而言的治疗银屑病的家用 NB-UVB 设备。关于家庭紫外线疗法的讨论和治疗方案适用于医疗设备,而不适用于商业日光浴床设备。虽然晒黑沙龙行业中使用的一些灯在其光谱中确实含有少量的 UVB 波长,但如果医生处方家用紫外线输送系统只为疾病的医学治疗,必须是合适的设备,是医学紫外线光源,具有已知的疗效,并具有正确的安全防备措施。

家庭光疗的适应证

无论是在诊所还是在家中,银屑病都是适用于 NB-UVB 光疗的主要疾病。在基于治疗是在经过持续评估并由专业人员操作的理解上,本手册考虑了许多应用光疗方案的其他疾病。银屑病的慢性特征,需要长时间持续治疗,还有考虑到 NB-UVB 已被证实的疗效性,使得银屑病作为家庭紫外线疗法选择的主要疾病。白癜风也是被证实对 NB-UVB 治疗有效的一种皮肤病。然而,由于身体不同部位对光疗的差异性,加上对照射皮肤较大的潜在光毒性,限制了其在家庭光疗的应用,除非医生选择的个体化治疗病例。家庭 NB-UVB 光疗的治疗方案仅限于银屑病。笔者不主张处方家庭 NB-UVB 光疗用于治疗特应性皮炎或皮肤淋巴瘤患者。

患者选择

家庭光疗用于治疗银屑病的最佳适应证可根据以下 1 个或更多个参数来筛选:
- 轻度至中度严重程度的银屑病;
- 无光敏性疾病;
- 无服用光敏药物;
- 先前已证实对紫外线的有效性;
  - 天然日光下有季节性改善
  - 证实对家用 NB-UVB 治疗有反应

- 不方便就医的原因：
  - 路程距离较远
  - 工作安排有冲突
  - 无法保证固定时间治疗
- 患者不愿意接受系统性用药（口服或注射）。

设备

列出的治疗方案适用于配备 1.8m 荧光灯的 NB-UVB 设备，美国及全球有许多制造商生产高质量的设备。家庭光疗设备的特性和安全参数增强了临床医生为患者开具家庭光疗的信心，特性包括：

- 家庭供电充足；
- 与医院使用同样的 NB-UVB 光疗的 TL-01 灯管；
- 易于移动的高效节省空间的面板；
- 数字输入和代码打开；
- 处方医师可以设置一定数量的治疗程序，并进行更新紧急切断开关；
- 配置有光度计，作为包装的一部分或内置于设备中。

除了通过 1.8m 长的荧光管生产 NB-UVB 之外，其他光源的使用如发光二极管（LED）已经明确其治疗银屑病的功效。市售有一些治疗性的蓝光 LED 设备，其新颖的传输系统可用于局部治疗，如覆盖在身体的皮肤或身体区域的 LED 灯板。该讨论仅限于 NB-UVB 家庭光疗设备，关于手持式和局部光疗的使用和治疗见本手册的各章中。

患者须知

1. 顽固性斑块型银屑病可使用家庭窄谱紫外线（NB-UVB）治疗，这种类型的光疗可以单独使用，或与其他治疗联合使用。

2. 所有将要进行家庭 NB-UVB 光疗的患者会给予光疗中心（PTC）的相关联系信息。

3. 家庭 NB-UVB 单元的初始治疗可能每周 3~4 次，治疗频率取决于银屑病患者的耐受性和医生的建议。

4. 患者必须在接受治疗的同时采取必要的保护措施，包括佩戴护目镜，正确覆盖生殖器等部位（必要时面部也需要）。

5. 告知患者该治疗过程是无痛的，需保持不动；在治疗部位可能会有发热的感觉。

6. 将患者的用药情况记录在病历中，由光疗师审核；目前皮肤病的治疗药物相关问题由主治医师解决。

7. 告知所有患者家庭 NB-UVB 光疗的可能并发症，具体包括：

　　a. 晒伤反应；

　　b. 眼部损伤（角膜受损）；

　　c. 日光性皮炎（包括药物反应）；

　　d. 皮肤雀斑；

　　e. 色素沉着；

　　f. 可能增加罹患皮肤癌的风险；

　　g. 紫外线的光老化效应。

8. 向患者赠予一本美国银屑病基金会出版的 UVB 光疗手册（如果之前未曾被赠予）。

9. 必须遵照制造商关于 NB-UVB 家庭装置设置和操作的说明。

治疗方案

1. 在开始治疗之前,你必须咨询医生有关你的皮肤类型并获得个性化治疗计划,包括治疗的初始剂量。

2. NB-UVB 光疗的目标是在几周内达到 75% 的清除率,而不会发生皮肤变红或灼伤;无痛的"皮肤变红"是可以接受的,NB-UVB 通过向皮肤传输光而起作用;光是能量的一种形式,暴露在光线下的时间决定了传输的总能量。

3. 待治疗的皮肤不能使用润肤乳、化妆品、除臭剂等。

4. 在银屑病部位薄涂矿物油。

5. 男性在接受治疗时必须穿护裆。

6. 光疗启动后,必须始终佩戴护目镜。

7. 光线的高度取决于你与设备的距离,站在距离设备 0.3m 远,你需保持稳定;为确保每次都在站在同一位置,在地板上放置标记或遮蔽胶带会有所帮助。

8. 初始曝光时间基于紫外线的总量的确定,把紫外线剂量想象成药物的剂量;在这种情况下,药物即紫外线;剂量取决于你的皮肤类型和最小红斑量,由处方医生指示,下表可以用作参考:

皮肤类型

皮肤类型	晒伤/晒黑史
I	总是晒伤,从不晒黑;敏感
II	易晒伤,较少晒黑
III	有时晒伤,有时晒黑
IV	很少晒伤,经常晒黑(橄榄色皮肤)
V	极少晒伤,易晒黑(棕色皮肤)
VI	从不晒伤,极易晒黑(黑色皮肤)

来源:Fitzpatrick, T.B., *Arch. Dermatol.*, 124, 869, 1988.

下表中列出了普遍认可的基于皮肤类型的 NB-UVB 初始剂量。但必须强调,该剂量仅适用于专用的 NB-UVB。如果你对家中使用的光有疑问,请咨询你的医生。

皮肤类型	初始剂量 /mJ·cm^{-2}
I	120
II	140
III	160
IV	180
V	200
VI	220

特定剂量的 NB-UVB 光所需的时间量取决于你使用的具体的家用 NB-UVB 灯箱以及该设备的制造商规格和说明,今天生产的大多数新设备都使用剂量作为决定因素,机器会计算出所需要的时间;请参阅制造商的操作手册或 NB-UVB 装置附带的剂量表以查找剂量所需的时间量。

9. 后续剂量是由最近的治疗反应决定的,如果最后一次治疗出现皮肤淡红斑(轻微红斑),继续最后一次的治疗时间;如果发生明显红斑或晒伤,请停止治疗,直至红斑消退,然后以前一剂量的一半量开始。

10. 在第一次治疗后应该以小增量后续增加,任何增加都应基于对之前治疗的反应;只有在最近剂量没有发生红斑或淡红斑的情况下才应该增加剂量,NB-UVB 的推荐增加剂量可见下表:

皮肤类型	NB-UVB 的增加量 /mJ·cm^{-2}
I	10
II	20
III	20
IV	30
V	30
VI	40

11. 初次治疗的频率应为每周 3 次(M, W, F)或每周 4 次(M, T, Th, F),由你的处方医生决定;每次治疗都应该有治疗日期和上一次治疗的剂量。

12. 一旦你的银屑病病情有了可以接受的改善,通常经过约 20~30 次治疗,就可以开始维持治疗;维持治疗通常每周进行一到两次治疗。如果继续好转,每 7~10 天一次就足够了;如果你的皮肤干净并且在维持治疗期间保持干净 1~3 个月,可以停止治疗。

13. 如果你的银屑病再活跃,返回到之前的治疗计划;例如每周 1 次的维持治疗的频率将增加到每周两次,持续 2~3 周,这由你的医生决定。

14. 如果你的银屑病再活跃并且你已经数月没有接受 NB-UVB 光疗,你将需要重新开始治疗计划并重新设定剂量。

15. 并非所有的家用 NB-UVB 光疗装置都有相同数量的灯管,初始治疗和后续治疗所需剂量相对应的时间量也不一定相同;如果你对治疗方法不确定,请参照制造商的操作手册并向制造商和 / 或你的医师咨询。

特殊治疗

手部和 / 或足部治疗方案

1. 手部和足部治疗可以使用专门的手足部设备，也可以使用标准的 UVA/UVB 光疗设备；它们可以单独给药或联合全身治疗。

2. 如果手部和脚部治疗与全身治疗联合使用，在全身治疗之后手足部治疗之前，患者可以穿衣。

3. 接受治疗时指导患者佩戴护目镜。

4. 如果使用标准的 UVA/UVB 光疗设备，应小心遮盖所有不需治疗的区域。

5. 应特别注意手腕、手背、脚踝和脚背，这些部位是容易晒伤的部位，可能需要防晒霜或多层衣物覆盖来保护。

6. 对于 UVA 剂量，遵照针对特定疾病治疗的 UVA 光疗一致的方案。

7. 对于 UVB 剂量，遵照针对特定疾病治疗的 UVB 光疗一致的方案。

8. 对于手掌和足底的 NB-UVB 剂量，一般认为 MED 为 $1\,000\text{mJ/cm}^2$，然后遵照针对特定疾病治疗的 UVB 光疗一致的方案。

头皮清创术患者须知

1. 向所有要进行头皮清创术的患者介绍 PTC。

2. 向所有要进行头皮清创术的患者介绍头皮清创术单元(scalp debridement unit, SDU)并演示其操作。

3. 选择治疗的患者必须能够平躺并伸直头部,而无不适。

4. 准备治疗,患者应该在他们的衣服外穿一件长袍,或者在治疗期间有一个覆盖物来保护他们的衣服。

5. 在使用蒽林后 30 分钟和清洗药物后的 30 分钟时间内向患者提供浴帽。

6. 告知所有患者蒽林治疗的可能并发症,具体包括:

　　a. 应用部位皮肤刺激;

　　b. 在该位置处的皮肤染色(紫色);

　　c. 毛发染色(紫色),这是与蒽林接触导致的;对于浅色头发的患者来说这尤其成问题;

　　d. 与蒽林接触后,皮肤染色。

7. 治疗的频率将由医生决定,起始治疗一般每周 2 次。

治疗方案

1. 参观完 PTC 和 SDU 或治疗盆完成头皮治疗后，给予患者时间提问。

2. 在治疗开始之前，患者脱去外衬，留下内衣；在治疗过程中将为他们提供擦洗衬衫或工作服。

3. 应该提供一个 SDU 或带有可活动的手持式喷嘴用于冲洗头皮的专用水槽。

4. 患者躺下，颈部可伸展，将头放入盆中或 SDU 中进行初次冲洗。

5. 在使用任何药物来润湿头皮并松解黏附的鳞片之前，应该进行冲洗循环。

6. 直接使用水杨酸制剂或苯酚和水杨酸制剂可有助于清创过程。

7. 可能需要额外的冲洗来清除头皮上残留的任何物质。

8. 在银屑病皮损部位使用地蒽酚乳膏或 1% 蒽林乳膏应由技术人员完成，在此过程中应注意不要让它溅到脖子上或脸上。

9. 在头皮上使用塑料浴帽，用纱布覆盖发际线处银屑病皮损累及的皮肤，并用浴帽封包。

10. 患者使用蒽林后等待 30 分钟，应使用手持计时器来设定时间，并且应该告知患者下一治疗预期开始的时间。

11. 在 30 分钟的蒽林接触时间结束时，患者将再次进入 SDU 进行冲洗 – 香波 – 冲洗的循环，冲洗可以帮助去除蒽林。

12. 在 SDU 部分去除蒽林后，技术人员将把喷雾形式的三乙醇胺喷涂到所有使用过蒽林的部位并加以按摩。

13. 使用三乙醇胺后需要进行额外的冲洗。

14. 在最后的漂洗循环之后可以使用其他头发产品，例如洗发水或护发素。

15. 在患者没有接受银屑病头皮治疗时，冲洗后常规使用银屑病洗发剂和外用糖皮质激素溶液将作为他们家庭治疗的一部分。

水声波浴患者须知

1. 向患者展示水浴室。

2. 向患者解释如何使用紧急呼叫灯。

3. 告诉患者他们在浴室除衫,可使用储物柜并穿着浴袍进入水声波浴区。

4. 必须告诉患者他们在浴盆的时间为 15 分钟,除非他们有耳鸣或皮肤刺痛。

5. 指导男性患者穿泳裤或运动护裆。

6. 患者将在协助下进入浴缸,如果步入浴缸有任何困难,患者辅助支具可供使用。

治疗方案

1. 在超声波板上的水箱加水（约 35℃），在浴盆底部放置橡胶垫。

2. 浴缸水中加入水声波护理剂，使用定量按压泵装按压 3 次的量。

3. 按照制造商的说明，将计时器调到 20 分钟，强度为 100，以清除水中的气体。

4. 帮助患者进入浴缸，如果患者行动困难，请使用患者专用支具进入浴缸；患者必须能独自站立并能够使用专用支具，才能考虑进行水声波治疗

5. 开启水浴定时器，水浴的标准时间长度为 15 分钟；时间可以根据医生的要求进行调整。

6. 将水浴控制面板上的计时器设置为 15 分钟。

7. 保持强度为 100，除非患者抱怨耳鸣或皮肤刺痛；如出现可以将强度调整到 80，如果患者仍觉得耳鸣或刺痛不适，则停止治疗并通知医生。

8. PTC 人员会随时关注患者，不管在房间内或在浴室设施的门厅，并在整个水浴期间打开门。

9. 在治疗结束时协助患者离开浴盆。

10. 排干浴盆的水。

11. 按照制造商的说明用消毒液清洗浴盆，用布擦拭浴盆；保留几分钟，然后冲洗。

参考文献

Fitzpatrick TB. The validity and practicality of sun-reactive types I through VI. *Arch. Dermatol.*, 124, 869–871, 1988.

（罗 权　林 玲　邓蕙妍　译　杨 艳　李 薇　周 欣　梁碧华　黄久遂　校
朱慧兰　张锡宝　审）

第2章 白癜风

窄谱中波紫外线光疗

患者须知

1. 向所有接受 NB-UVB 光疗的白癜风患者介绍光疗中心。

2. 向所有接受 NB-UVB 光疗的白癜风患者介绍光疗设备和安全须知。

3. 必须对所有接受治疗的患者加强眼部防护,对男性患者生殖器区域进行遮盖。

4. 患者须站立在光疗舱中间,上肢放松;如果临床医生建议,患者可以站立在辅助阶梯凳上。

5. 光疗技师在每个治疗过程中设定手动计时器的时间,这个时间与预定的治疗时间一致,在治疗过程中,计时器可交给患者或者技师;设定时间根据 NB-UVB 治疗剂量进行计算。

6. 指导患者当光疗照射灯熄灭后或者手动计时器计时结束 10 秒内,走出光疗舱门;告知患者舱门没有锁,并向患者演示开关门的操作。

7. 将患者的用药情况记录在病历中,由光疗师审核;目前皮肤病的治疗药物相关问题由主治医师解决。

8. 告知所有白癜风患者 NB-UVB 治疗的可能并发症,具体包括:

    a. 晒伤反应;

    b. 如果眼睛未被防护,角膜会受损;

    c. 光变应性皮炎(包括药物反应);

    d. 皮肤雀斑;

    e. 皮肤老化;

    f. 可能增加罹患皮肤癌的风险。

9. 告知患者: 在接受 NB-UVB 照射当日,尽量避免在没有保护的情况下接受日光暴露;治疗当天的其他时间,应该在所有光暴露部位使用防晒剂(SPF15)。

10. 向所有患者赠予一本美国银屑病基金会出版的 UVB 治疗手册。

治疗方案

1. 患者参观完光疗中心,接受关于 NB-UVB 光疗的基础教育后,需签署知情同意书,针对同意书中的问题接受详细解答。

2. 嘱患者去除衣物,充分暴露皮损,用衣服或布遮挡正常皮肤;除非得到主治医生要求或者允许,男性患者均应该穿护裆。

3. 在光疗仪里所有患者必须佩戴眼罩保护眼睛。

4. 每月 1 次按照厂家的标准方法记录光疗仪里 NB-UVB 照射强度(mW/cm^2),并把每次辐照强度记录下来,或者建立一个设备光照强度的日志,以便于患者的治疗。

5. 所有白癜风患者的初始剂量是一样的,为 300mJ/cm^2。

6. 设置 NB-UVB 控制面板,输出能量参考上述第 5 条数值,按以下公式手动计算时间(s)(照射强度数值来自每周照射强度日志):

$$时间(s) = 照射剂量(mJ/cm^2) \div 照射强度(mW/cm^2)$$

7. 在治疗前,按照光疗机制造操作手册计算每次治疗持续时间及总的 NB-UVB 光照剂量,将信息准确输入到控制面板上。

8. 将时间(或剂量)设置在紫外线治疗仪的控制面板上,另设置一安全计时器放置于舱内或由光疗技师保管;在某些光疗仪上,照射时间取决于内部光度计测量的剂量,时间必须由技师估算。

9. 确认紫外线灯治疗仪是 NB-UVB 治疗模式。

10. 打开风扇,让患者站在紫外线治疗仪的中心,双臂放松;再次检查他们是否佩戴紫外线护目镜保护眼睛。

11. 告知患者舱门没有锁,当灯光熄灭或在治疗期间皮肤感到灼伤或刺痛感时自行从治疗舱里走出。

12. 开始治疗。

后续治疗

13. 除非医生另有医嘱,NB-UVB 治疗白癜风的频率一般每周 2 次;如果医生医嘱每周超过 2 次,应特别注明紫外线剂量的递增需要作出相应的调整。

14. 下一次治疗问诊时,询问患者前一天晚上的皮肤是否有红斑、淡红斑以及触痛,在光疗记录中记录这些信息。

15. 如果皮肤出现明显红斑,光疗技师会要求主治医师查看患者,以便调整 NB-UVB 治疗;如果皮肤出现淡粉色红斑,光疗技师应该维持先前的治疗剂量继续治疗。

16. 按下述增加 UVB 剂量,直至观察到治疗后 24 小时内出现轻度红斑反应。

后续治疗——剂量增加 50mJ/cm^2

17. 如果最后一次治疗后,24 小时内出现轻微红斑反应,不要继续增加光照剂量。红斑反应一般不会持续 24 小时,不会有刺痒或灼热感。如果红斑或灼热感持续 24 小时或更久,照射剂量减少 25%。

18. 除非主诊医师另有指示,否则照射剂量不应超过 600mJ/cm^2。

19. 后续治疗中,治疗间隔时间与照射增量见下表:

4~7 天	保持原剂量
1~2 周	减少原剂量的 25%
2~3 周	减少原剂量的 50%
超过 3 周	重新开始

20. 继续上述 6~12 步骤。

局部 UVB 照射
308nm 准分子激光

患者须知

---

1. 向所有接受准分子激光治疗白癜风的患者介绍光疗中心。

2. 向所有接受准分子激光治疗白癜风的患者介绍光疗设备和安全须知,应向患者适当提供 PTC 的联系信息。

3. 开始治疗时,给予每周两次非连续的准分子激光照射,根据复色率,治疗的频率可能会增加或减少。

4. 指导患者在治疗过程中佩戴防护眼镜。

5. 告知患者治疗是无痛的,在治疗过程中应保持静止姿势;提醒患者,在治疗过程中皮肤会有温热的感觉。

6. 将患者的用药情况记录在病历中,由光疗师审核;目前皮肤病的治疗药物相关问题由主治医师解决。

7. 告知所有白癜风患者准分子激光治疗的可能并发症,具体包括:

    a. 晒伤反应;

    b. 眼睛损伤(角膜灼伤);

    c. 雀斑;

    d. 色素沉着;

    e. 可能增加罹患皮肤癌的风险;

    f. 发生过早光老化反应。

8. 如果患者以前没有了解到这些信息,可以给予患者一些关于 UVB 光疗和白癜风科普知识的小册子。

治疗方案

1. 患者参观完光疗中心,接受关于光疗知识及安全须知的教育后,需签署知情同意书。

2. 嘱患者皮肤不要涂抹乳液、化妆品、体香剂等。

3. 开始治疗时,准分子激光剂量为 $200mJ/cm^2$,参考制造商提供的设备操作手册,选择合适的激光剂量。

4. 在后续治疗中,将 UVB 剂量增加 $50mJ/cm^2$,直至观察到治疗后 24 小时内出现轻度红斑反应。

5. 如果出现轻微红斑反应,维持原照射剂量,红斑反应一般不会持续 24 小时,不会有刺痒或灼热感;如果红斑或灼热感持续 24 小时或更久,照射剂量减少 25%。

6. 如果无红斑、色素沉着,照射剂量增加 $20mJ/cm^2$,询问患者在治疗后 24 小时内出现轻微红斑反应的情况,继续增加 $20mJ/cm^2$,直至产生轻微红斑反应。

7. 除非主诊医师另有指示,否则照射剂量不应超过 $800mJ/cm^2$。

8. 告诉患者应当避免照射部位接受日光暴露,如果照射后出现水疱,给予抗生素软膏外用,避免抓破水疱。

9. 确保患者有 PTC 的联系信息,以便消除他们的疑虑,解答他们的疑问。

手持设备

患者须知

1. 向所有接受局部 UVB 光疗的患者介绍光疗中心。

2. 向所有接受局部 UVB 光疗的患者介绍光疗设备和安全须知,必要时,可以给患者光疗中心的联系方式,应向患者适当提供 PTC 的联系信息

3. 开始治疗时,给予每周两次非连续的准分子激光照射,根据复色率,治疗的频率可能会增加或减少。

4. 指导患者在治疗过程中佩戴防护眼镜。

5. 告知患者治疗是无痛的,在治疗过程中应保持静止姿势;提醒患者,在治疗过程中皮肤会有温热的感觉。

6. 将患者的用药情况记录在病历中,由光疗师审核;目前皮肤病的治疗药物相关问题由主治医师解决。

7. 告知所有白癜风患者准分子激光治疗的可能并发症,具体包括:

    a. 晒伤反应;

    b. 眼睛损伤(角膜灼伤);

    c. 雀斑;

    d. 色素沉着;

    e. 可能增加罹患皮肤癌的风险;

    f. 发生过早光老化反应。

8. 如果患者以前没有了解到这些信息,可以给予患者一些关于 UVB 光疗和白癜风科普知识的小册子。

治疗方案

1. 患者参观完光疗中心,接受关于光疗知识及安全须知的教育后,需签署知情同意书。

2. 嘱患者皮肤不要涂抹乳液、化妆品、体香剂等。

3. 开始治疗时,UVB 剂量为 $90mJ/cm^2$,参考制造商提供的设备操作手册,选择合适的激光剂量。

4. 在后续治疗中,将 UVB 剂量增加 $20mJ/cm^2$,直至观察到治疗后 24 小时内出现轻度红斑反应。

5. 如果出现轻微红斑反应,维持原照射剂量,红斑反应一般不会持续 24 小时,不会有刺痒或灼热感;如果红斑或灼热感持续 24 小时或更久,照射剂量减少 25%。

6. 如果无红斑、色素沉着,照射剂量增加 $20mJ/cm^2$,询问患者在治疗后 24 小时内出现轻微红斑反应的情况,继续增加 $20mJ/cm^2$,直至产生轻微红斑反应。

7. 告诉患者应当避免照射部位接受日光暴露,如果照射后出现水疱,给予抗生素软膏外用,避免抓破水疱。

8. 确保患者有 PTC 的联系信息,以便消除他们的疑虑,解答他们的疑问。

系统性补骨脂素联合 UVA 治疗（PUVA）

患者须知

1. 向所有接受 PUVA 光疗的患者介绍光疗中心。

2. 向所有接受 PUVA 光疗的患者介绍光疗设备和安全须知。

3. 必须对所有接受治疗的患者加强眼部防护，对男性患者生殖器区域进行遮盖。

4. 接受 PUVA 治疗的患者应该在预计到达光疗中心治疗前 1 个小时，按医嘱要求服用规定剂量的甲氧沙林药片，服药后 1 小时 15 分钟到 1 小时 45 分钟这段时间内将接受光疗。

5. 从口服药物开始，到接下来的 18~24 小时之内的白天时间，所有接受口服补骨脂素的患者出外、开车和靠近窗户，都必须佩戴 UV 防护镜。

6. 患者须站立在光疗舱中间，上肢放松。如果临床医生建议，患者可以站立在辅助阶梯凳上。

7. 光疗技师在每个治疗过程中设定手动计时器的时间，这个时间与预定的治疗时间一致，在治疗过程中，计时器可交给患者或者技师；设定时间根据 UVA 治疗剂量进行计算。

8. 指导患者当光疗照射灯熄灭后或者手动计时器计时结束 10 秒内，走出光疗舱门。告知患者舱门没有锁，并向患者演示开关门的操作。

9. 将患者的用药情况记录在病历中，由光疗师审核；目前皮肤病的治疗药物相关问题由主治医师解决。

10. 告知所有患者 PUVA 治疗的可能并发症，具体包括：

    a. 晒伤反应；

    b. 如果眼睛未被防护，角膜会受损；

    c. 如果眼睛未被防护，可导致白内障；

    d. 光变应性皮炎（包括药物反应）；

    e. 皮肤雀斑；

    f. 皮肤老化；

    g. 可能增加罹患皮肤癌的风险，包括黑色素瘤。

11. 告知患者：在接受 PUVA 照射当日，尽量避免在没有保护的情况下接受日光暴露；治疗当天的其他时间，应该在所有光暴露部位使用宽谱防晒剂（UVA/UVB）。

12. 向所有患者赠予一本美国银屑病基金会出版的 PUVA 治疗手册。

治疗方案

1. 当患者转诊到光疗中心时,将白癜风的诊断记录在病历上。

2. 患者参观完光疗中心,接受关于 PUVA 光疗的基础教育后,需签署知情同意书,针对同意书中的问题接受详细解答。

3. 抵到光疗中心前,至少提前 1 小时服用甲氧沙林;服药后 1 小时 15 分至 1 小时 45 分之间都可以进行光疗。

4. 补骨脂素的剂量由主诊医师的处方决定,不同患者因人而异;治疗白癜风的标准剂量是 0.5mg/kg,主诊医师可根据患者情况调整剂量。

5. 询问患者服药时间以及服药量。

6. 嘱患者除去衣物,充分使白癜风皮损暴露在紫外线灯下,用衣服或布遮挡正常皮肤。除非得到主治医生要求或者允许,男性患者均应该穿护裆。

7. 在光疗仪里所有患者必须佩戴眼罩保护眼睛,除非主诊医师另有指示。

8. 每月 1 次按照厂家的标准方法记录光疗仪里 UVA 照射强度（ mW/cm^2),在光疗仪记录单上记录这个照射强度,或者为治疗仪做一个照射强度日志。

9. 所有白癜风患者的初始 UVA 照射剂量为 $1J/cm^2$ 。

10. 设置 UVA 控制面板,输出能量参考上述第 9 条数值,按以下公式手动计算时间（s）（照射强度数值来自每周照射强度日志）:

$$时间（s）= 照射剂量（mJ/cm^2）÷ 照射强度（mW/cm^2）$$

11. 治疗前在控制面板上输入正确的信息,按照厂商提供的操作指导可以计算 UVA 治疗的时间和总剂量。

12. 将时间（或剂量）设置在紫外线治疗仪的控制面板上,另设置一安全计时器放置于舱内或由光疗技师保管;在某些光疗仪上,照射时间取决于内部光度计测量的剂量,时间必须由技师估算。

13. 确认紫外线灯治疗仪是 UVA 治疗模式。

14. 打开风扇,让患者站在紫外线治疗仪的中心,双臂放松;再次检查他们是否佩戴紫外线护目镜保护眼睛。

15. 告知患者舱门没有锁,当灯光熄灭或在治疗期间皮肤感到灼伤或刺痛感时自行从治疗舱里走出。

16. 开始治疗。

17. 根据医生医嘱,有些患者仅在腿部或者躯干部接受局部紫外线光疗。

后续治疗

18. 除非医生另有医嘱,PUVA 治疗白癜风的频率一般每周 1~2 次;如果医生医嘱每周治疗频率低于 1 次,应特别注明紫外线剂量的递增需要作出相应的调整。

19. 下一次治疗问诊时,询问患者前一天晚上的皮肤是否有红斑、淡红斑以及触痛,在光疗记录中记录这些信息;另外还需要询问患者服用补骨脂素的时间。

20. 如果皮肤出现明显红斑,光疗技师会要求主治医师查看患者,以便调整治疗;如果皮肤出现淡粉色红斑,光疗技师应该维持先前的治疗剂量继续治疗。

21. 增加 UVA 照射剂量,直至观察到治疗后 24 小时内皮损部位出现轻度红斑反应。

后续治疗——剂量增加 0.5J/cm²

22. 最后一次治疗后,如果 24 小时内出现轻微红斑反应,不要继续增加光照剂量;红斑反应一般不会持续 24 小时,不会有刺痒或灼热感;如果红斑或灼热感持续 24 小时或更久,照射剂量减少 25%。

23. 除非主诊医师有特殊要求,治疗剂量不要超过 5J/cm²。

24. 继续上述 3~22 步骤。

25. PUVA 治疗前和治疗后每 6 个月对患者进行眼科检查。

26. 治疗起始阶段和治疗后每 6 个月对患者进行常规的实验室检查。

补骨脂素药浴法 / 浸浴联合 UVA 疗法（药浴 PUVA）

患者须知

1. 向所有接受药浴 PUVA 光疗的患者介绍光疗中心。

2. 向所有接受药浴 PUVA 光疗的患者介绍光疗设备和安全须知。

3. 必须对所有接受治疗的患者加强眼部防护。

4. 将患者的用药情况记录在病历中，由光疗师审核；目前皮肤病的治疗药物相关问题由主治医师解决。

5. 告知所有患者药浴 PUVA 治疗的可能并发症，具体包括：

    a. 晒伤反应；

    b. 如果眼睛未被防护，角膜会受损；

    c. 如果眼睛未被防护，可导致白内障；

    d. 光变应性皮炎（包括药物反应）；

    e. 皮肤雀斑；

    f. 皮肤老化；

    g. 可能增加罹患皮肤癌的风险，包括黑色素瘤。

6. 告知患者：在接受 PUVA 照射当日，尽量避免在没有保护的情况下接受日光暴露；治疗当天的其他时间，应该在所有光暴露部位使用宽谱防晒剂（UVA/UVB）。

7. 向所有患者赠予一本美国银屑病基金会出版的 PUVA 治疗手册。

治疗方案

1. 患者参观完光疗中心，接受关于 PUVA 光疗的基础教育后，需签署知情同意书，针对同意书中的问题接受详细解答。

2. 将（1mg/ml 的标准溶液）1ml 甲氧沙林加入装有 2L 温水的水盆内或者将（0.1mg/ml 的标准溶液）10ml 三甲沙林（溶解于 95% 乙醇的三甲基补骨脂素）加入 2L 温水中，边搅拌边溶解。

3. 将患者的手、足或者需要治疗的身体其他部位浸泡在配置的药液中，例如前臂浸泡 15 分钟；浸泡期间，放置一个手持定时器，记录时间，用干毛巾轻轻擦干皮肤；可选择用多层布包裹手腕，以防 UVA 光对其的损伤。

4. 所有皮肤类型的患者，药浴 PUVA 的初始 UVA 的照射剂量均为 0.5J/cm²。

5. 每月 1 次按照厂家的标准方法记录光疗仪里 UVA 照射强度（mW/cm²），在光疗仪记录单上记录这个照射强度，或者为治疗仪做一个照射强度日志。

6. 设置 UVA 控制面板，输出能量参考上述第 8 条数值，按以下公式手动计算时间（s）（照射强度数值来自每周照射强度日志）：

$$时间（s）= 照射剂量（mJ/cm^2）÷ 照射强度（mW/cm^2）$$

7. 治疗前在控制面板上输入正确的信息，按照厂商提供的操作指导可以计算紫外线治疗的时间和总剂量。

8. 将时间（或剂量）设置在紫外线治疗仪的控制面板上，另设置一安全计时器放置于舱内或由光疗技师保管；在某些光疗仪上，照射时间取决于内部光度计测量的剂量，时间必须由技师估算。

9. 确认紫外线灯治疗仪是 UVA 治疗模式。

10. 患者在照光期间及治疗后 1 小时内佩戴防护目镜。

11. 开始治疗。

12. 接受 UVA 治疗后，嘱患者彻底清洗治疗部位，去除残留在皮肤表面的药物；治疗当天，患者涂抹防晒霜（UVA/UVB），避免过度紫外线照射。

13. 告知患者治疗后当天避免进行额外的日光浴，灼伤可能要到治疗后 48 小时才会出现；不要连续两天进行治疗，这有利于护士能够准确观察红斑反应。

后续治疗

14. 每次治疗照射剂量增加 0.5J/cm²，直至增加到 2J/cm²；如果出现皮肤灼伤,请咨询主治医生;使用更高剂量的 UVA 必须由主治医生下医嘱。

15. 除非医生另有医嘱,药浴 PUVA 治疗白癜风的频率一般每周 1~2 次;如果医生医嘱每周治疗频率超过 2 次,应特别注明紫外线剂量的递增需要作出相应的调整。

16. 如果皮肤出现明显红斑,光疗技师会要求主治医师查看患者,以便调整治疗。如果皮肤出现淡粉色红斑,光疗技师应该维持先前的治疗剂量继续治疗。

17. 如果后续治疗间隔时间超过 3 天,遵循下列原则:

1 周	维持原剂量
2 周	减少原剂量的 50%
3 周	重新开始

18. 继续上述第 3~13 步骤。

外涂补骨脂素联合 UVA 照射（外搽 PUVA）

患者须知

1. 向所有接受外涂 PUVA 光疗的患者介绍光疗中心。

2. 向所有接受外涂 PUVA 光疗的患者介绍光疗设备和安全须知。

3. 必须对所有接受治疗的患者加强眼部防护，如果男性患者需要进行全身 PUVA 治疗时，对男性患者生殖器区域进行遮盖。

4. 照射前，用棉签外涂补骨脂素于患处，30 分钟后开始行 UVA 照射；用布遮盖治疗部位周围的皮肤，保护正常皮肤。

5. 所有接受外涂 PUVA 治疗的患者，在 UVA 照射结束后，清洗治疗部位，穿防护衣，涂抹广谱防 UVA/UVB 的防晒霜。

6. 光疗技师在每个治疗过程中设定手动计时器的时间，这个时间与预定的治疗时间一致，在治疗过程中，计时器交给患者，设定时间根据 UVA 治疗剂量进行计算。

7. 告知患者当光疗照射灯熄灭后或者手动计时器计时结束 10 秒内，治疗过程完成。

8. 将患者的用药情况记录在病历中，由光疗师审核；目前皮肤病的治疗药物相关问题由主治医师解决。

9. 告知所有患者 PUVA 治疗的可能并发症，具体包括：

    a. 晒伤反应；

    b. 如果眼睛未被防护，角膜会受损；

    c. 如果眼睛未被防护，可导致白内障；

    d. 光变应性皮炎（包括药物反应）；

    e. 皮肤雀斑；

    f. 皮肤老化；

    g. 可能增加罹患皮肤癌的风险，包括黑色素瘤。

10. 嘱患者在接受 PUVA 治疗期间，应该避免过度的阳光暴晒；告诉患者 UVA 可以透过窗户和玻璃。

11. 向所有患者赠予一本美国银屑病基金会出版的 PUVA 治疗手册。

治疗方案

1. 患者参观完光疗中心，接受关于 PUVA 光疗的基础教育后，需签署知情同意书，针对同意书中的问题接受详细解答。

2. 患者外用的药物为含 0.01% 甲氧沙林的洗剂，这种洗剂应该由药剂师配置的；也可配制成以羊毛脂或凡士林为基质的甲氧沙林软膏，配制的软膏中甲氧沙林的浓度为 0.1%。

3. 用棉签蘸取补骨脂素洗剂外涂于皮损处，仅涂在需要治疗的部位；最好由治疗中心的专业技术人员帮助涂药，特别对于一些自己比较难触摸到的部位。但是，一定要在照光前规定的时间内，患处外涂补骨脂素洗剂；局部补骨脂素预处理时间为 30 分钟。UVA 光剂量的给药应遵循 30 分钟的预处理时间，可以用多层布遮盖皮损周围的正常皮肤，防护 UVA 对其的损伤。

4. 所有皮肤类型的患者，外涂 PUVA 的初始 UVA 的光照剂量均为 $0.5J/cm^2$。

5. 每月 1 次按照厂家的标准方法记录光疗仪里 UVA 照射强度（mW/cm^2），在光疗仪记录单上记录这个照射强度，或者为治疗仪做一个照射强度日志。

6. 设置 UVA 控制面板，输出能量参考上述第 4 条数值，按以下公式手动计算时间（s）（照射强度数值来自每周照射强度日志）：

$$时间（s）= 照射剂量（mJ/cm^2）÷ 照射强度（mW/cm^2）$$

7. 治疗前在控制面板上输入正确的信息，按照厂商提供的操作指导可以计算紫外线治疗的时间和总剂量。

8. 将时间（或剂量）设置在紫外线治疗仪的控制面板上，另设置一安全计时器放置于舱内或由光疗技师保管。在某些光疗仪上，照射时间取决于内部光度计测量的剂量，时间必须由技师估算。

9. 确认紫外线灯治疗仪是 UVA 治疗模式。

10. 患者在光疗期间佩戴防护目镜。

11. 开始治疗。

12. 接受 UVA 治疗后，嘱患者彻底清洗治疗部位，去除残留在皮肤表面的药物。治疗当天，患者涂抹防晒霜（UVA/UVB），避免过度紫外线照射。

13. 告知患者治疗后当天避免进行额外的日光浴，灼伤可能要到治疗后 48 小时才会出现；不要连续两天进行治疗，这有利于护士能够准确观察红斑反应。

14. 告知患者在治疗阶段，白斑周边皮肤可能变黑。

15. 所有患者在进行第一次治疗后,4 周后进行复诊,之后需要 6~8 周再复诊。如果出现任何治疗上的问题,应立即由医生诊治。

后续治疗

16. 每次治疗照射剂量增加 $0.5J/cm^2$,如果可以耐受的话,直至增加至 $2J/cm^2$。如果出现皮肤灼伤,请咨询主治医生。使用更高剂量的 UVA 必须由主治医生下医嘱。

17. 除非医生另有医嘱,外涂 PUVA 治疗白癜风的频率一般每周 1~2 次;如果医生医嘱每周治疗频率超过 2 次,应特别注明紫外线剂量的递增需要作出相应的调整。

18. 如果皮肤出现明显红斑,光疗技师会要求主治医师查看患者,以便调整治疗。如果皮肤出现淡粉色红斑,光疗技师应该维持先前的治疗剂量继续治疗。

19. 如果后续治疗间隔时间超过 3 天,遵循下列原则:

1 周	维持原剂量
2 周	减少原剂量的 50%
3 周	重新开始

20. 继续上述第 3~15 步骤。

（李振洁　唐亚平　译　罗育武　孟　珍　张三泉　校　朱慧兰　审）

第3章 特应性皮炎

UVB 光疗

患者须知

1. 向所有接受 UVB 光疗的患者介绍光疗中心（PTC）。

2. 向所有接受 UVB 光疗的患者介绍光疗设备和安全须知。

3. 必须对所有接受治疗的患者加强眼部防护，对男性患者生殖器区域进行遮盖。

4. 患者须站立在光疗舱中间，上肢放松；如果临床医生建议，患者可以站立在辅助阶梯凳上。

5. 光疗技师在每个治疗过程中设定手动计时器的时间，这个时间与预定的治疗时间一致，在治疗过程中，计时器可交给患者或者技师，设定时间根据 UVB 治疗剂量进行计算。

6. 指导患者当光疗照射灯熄灭后或者手动计时器计时结束 10 秒内，走出光疗舱门；告知患者舱门没有锁，并向患者演示开关门的操作。

7. 将患者的用药情况记录在病历中，由光疗师审核；目前皮肤病的治疗药物相关问题由主治医师解决。

8. 告知所有患者 UVB 治疗的可能并发症，具体包括：

    a. 晒伤反应；

    b. 如果眼睛未被防护，角膜会受损；

    c. 光变应性皮炎（包括药物反应）；

    d. 皮肤雀斑；

    e. 皮肤老化；

    f. 可能增加罹患皮肤癌的风险。

9. 告知患者: 在接受 UVB 照射当日,尽量避免在没有保护的情况下接受日光暴露; 治疗当天的其他时间,应该在所有光暴露部位使用防晒剂(SPF15)。

10. 向所有患者赠予一本美国银屑病基金会出版的 UVB 治疗手册。

治疗方案

1. 患者参观完光疗中心，接受关于 UVB 光疗的基础教育后，需签署知情同意书，针对同意书中的问题接受详细解答。

2. 患者必须去除所有衣物。除非得到主治医生要求或者允许，男性患者均应该穿护裆。

3. 在光疗仪里所有患者必须佩戴眼罩保护眼睛。

4. 每月 1 次按照厂家的标准方法记录光疗仪里 UVB 照射强度（mW/cm^2），在光疗仪记录单上记录这个照射强度，或者为治疗仪做一个照射强度日志。

5. 据医生判定的皮肤类型来确定患者 UVB 初始剂量。关于皮肤类型的定义详见附录。

皮肤类型	UVB 初始剂量 /mJ·cm^{-2}
I	10
II	10
III	20
IV	20
V	30
VI	30

6. 设置 UVB 控制面板，输出能量参考上述第 5 条数值，按以下公式手动计算时间（s）（照射强度数值来自每周照射强度日志）：

$$时间（s）= 照射剂量（mJ/cm^2）÷ 照射强度（mW/cm^2）$$

7. 治疗前在控制面板上输入正确的信息，按照厂商提供的操作指导可以计算紫外线治疗的时间和总剂量。

8. 将时间（或剂量）设置在紫外线治疗仪的控制面板上，另设置一安全计时器放置于舱内或由光疗技师保管；在某些光疗仪上，照射时间取决于内部光度计测量的剂量，时间必须由技师估算。

9. 确认紫外线灯治疗仪是 UVB 治疗模式。

10. 打开风扇，让患者站在紫外线治疗仪的中心，双臂放松；再次检查他们是否佩戴紫外线护目镜保护眼睛。

11. 告知患者舱门没有锁,当灯光熄灭或在治疗期间皮肤感到灼伤或刺痛感时自行从治疗舱里走出。

12. 开始治疗。

后续治疗

13. 除非医生另有医嘱,UVB 治疗特应性皮炎的频率一般每周 3 次;如果医生医嘱每周少于 2 次,应特别注明紫外线剂量的递增需要作出相应的调整。

14. 下一次治疗问诊时,询问患者前一天晚上的皮肤是否有红斑、淡红斑以及触痛,在光疗记录中记录这些信息。

15. 如果皮肤出现明显红斑,光疗技师会要求主治医师查看患者,以便调整 UVB 治疗。如果皮肤出现淡粉色红斑,光疗技师应该维持先前的治疗剂量继续治疗。

16. 如果 3 天之内接受光疗,可以按照下表接受 UVB 照射的增量(mJ/cm^2):

皮肤类型	UVB 增加量 /mJ·cm^{-2}
I	5
II	5
III	10
IV	10
V	20
VI	20

17. 后续治疗中,治疗间隔时间与照射增量见下表:

4~7 天	保持原剂量
1~2 周	减少原剂量的 50%
2~3 周	减少原剂量的 75%
3 周或以上	重新开始

18. 继续上述 6~12 步骤。

19. 主诊医生根据治疗的反应调整 UVB 治疗的剂量和频率,但治疗特应性皮炎的 UVB 最高剂量应该按下述指导根据不同皮肤类型决定:

皮肤类型	UVB 剂量 $/\mathrm{mJ \cdot cm^{-2}}$
I	60
II	60
III	100
IV	100
V	200
VI	200

UVA 和 UVB 的联合光疗

患者须知

1. 向所有接受 UVA/UVB 光疗的患者介绍光疗中心。

2. 向所有接受 UVA/UVB 光疗的患者介绍光疗设备和安全须知。

3. 必须对所有接受治疗的患者加强眼部防护,对男性患者生殖器区域进行遮盖。

4. 患者须站立在光疗舱中间,上肢放松;如果临床医生建议,患者可以站立在辅助阶梯凳上。

5. 光疗技师在每个治疗过程中设定手动计时器的时间,这个时间与预定的治疗时间一致,在治疗过程中,计时器可交给患者或者技师,设定时间根据 UVB 治疗剂量进行计算。

6. 指导患者当光疗照射灯熄灭后或者手动计时器计时结束 10 秒内,走出光疗舱门;UVA 照射需要持续更长时间才能完成治疗,告知患者舱门没有锁,并向患者演示开关门的操作。

7. 患者的用药情况记录在病历中,由光疗师审核。目前皮肤病的治疗药物相关问题由主治医师解决。

8. 告知所有患者 UVA/UVB 治疗的可能并发症,具体包括:

   a. 晒伤反应;

   b. 如果眼睛未被防护,角膜会受损;

   c. 光变应性皮炎(包括药物反应);

   d. 皮肤雀斑;

   e. 皮肤老化;

   f. 可能增加罹患皮肤癌的风险。

9. 告知患者:在接受 UVA/UVB 照射当日,尽量避免在没有保护的情况下接受日光暴露;治疗当天的其他时间,应该在所有光暴露部位使用防晒剂(SPF15)。

10. 向所有患者赠予一本美国银屑病基金会出版的 UVB 治疗手册。

治疗方案

1. 患者参观完光疗中心,接受关于光疗的基础教育后,需签署知情同意书,针对同意书中的问题接受详细解答。

2. 患者必须去除所有衣物。除非得到主治医生要求或者允许,男性患者均应该穿护裆。

3. 在光疗仪里所有患者必须佩戴眼罩保护眼睛。

4. 每月 1 次按照厂家的标准方法记录光疗仪里 UVA 和 UVB 照射强度 (mW/cm^2)。在光疗仪记录单上记录这个照射强度,或者为治疗仪做一个照射强度日志。

5. 据医生判定的皮肤类型来确定患者 UVB 和 UVA 初始剂量,关于皮肤类型的定义详见附录。

皮肤类型	UVB 剂量 /mJ·cm^{-2}	UVA 剂量 /J·cm^{-2}
I	10	2
II	10	2
III	20	4
IV	20	4
V	30	6
VI	30	6

6. 设置 UVB 控制面板,输出能量参考上述第 5 条数值,按以下公式手动计算时间(s)(照射强度数值来自每周照射强度日志):

$$时间(s)=照射剂量(mJ/cm^2)÷照射强度(mW/cm^2)$$

7. 治疗前在控制面板上输入正确的信息,按照厂商提供的操作指导可以计算紫外线治疗的时间和总剂量。

8. 将时间(或剂量)设置在紫外线治疗仪的 UVA 和 UVB 控制面板上,另设置一安全计时器放置于舱内或由光疗技师保管;在某些光疗仪上,照射时间取决于内部光度计测量的剂量,时间必须由技师估算。

9. 确认紫外线灯治疗仪是在 UVA 和 UVB 模式输入正确的剂量。

10. 打开风扇,让患者站在紫外线治疗仪的中心,双臂放松;再次检查他们是否佩戴紫外线护目镜保护眼睛。

11. 告知患者舱门没有锁,当灯光熄灭或在治疗期间皮肤感到灼伤或刺痛感时自行从治疗舱里走出。

12. 开始治疗。

后续治疗

13. 除非医生另有医嘱,UVA/UVB 治疗特应性皮炎的频率一般每周3 次;如果医生医嘱每周少于 2 次,应特别注明紫外线剂量的递增需要作出相应的调整。

14. 下一次治疗问诊时,询问患者前一天晚上的皮肤是否有红斑、淡红斑及触痛,在光疗记录中记录这些信息。

15. 如果皮肤出现明显红斑,光疗技师会要求主治医师查看患者,以便调整 UVA/UVB 治疗;如果皮肤出现淡粉色红斑,光疗技师应该维持先前的治疗剂量继续治疗。

16. 如果 3 天之内进行光疗,可以按照下表进行 UVA/UVB 辐照的增量（ mJ/cm^2 ）:

皮肤类型	UVB 剂量 /$mJ \cdot cm^{-2}$	UVA 剂量 /$J \cdot cm^{-2}$
I	5	1
II	5	1
III	10	1
IV	10	1
V	20	1
VI	20	1

17. 后续治疗中,如果治疗间隔时间超过 3 天,根据下面指导调整辐照增量:

4~7 天	保持原剂量
1~2 周	减少原剂量的 50%
2~3 周	减少原剂量的 75%
3 周或以上	重新开始

18. 主诊医生根据治疗的反应调整 UVB 治疗的剂量和频率,但治疗特应性皮炎的 UVB 最高剂量应按下述指导根据不同皮肤类型决定:

皮肤类型	最大 UVB 剂量 /mJ·cm^{-2}	最大 UVA 剂量 /J·cm^{-2}
I	50	10
II	50	10
III	100	20
IV	100	20
V	200	40
VI	200	40

19. 继续上述 6~12 步骤。

窄谱 UVB 光疗

患者须知

1. 向所有接受 NB-UVB 光疗的患者介绍光疗中心。

2. 向所有接受 NB-UVB 光疗的患者介绍光疗设备和安全须知。

3. 必须对所有接受治疗的患者加强眼部防护,对男性患者生殖器区域进行遮盖。

4. 患者须站立在光疗舱中间,上肢放松;如果临床医生建议,患者可以站立在辅助阶梯凳上。

5. 光疗技师在每个治疗过程中设定手动计时器的时间,这个时间与预定的治疗时间一致,在治疗过程中,计时器可交给患者或者技师;设定时间根据 NB-UVB 治疗剂量进行计算。

6. 指导患者当光疗照射灯熄灭后或者手动计时器计时结束 10 秒内,走出光疗舱门;告知患者舱门没有锁,并向患者演示开关门的操作。

7. 将患者的用药情况记录在病历中,由光疗师审核;目前皮肤病的治疗药物相关问题由主治医师解决。

8. 告知所有患者 NB-UVB 治疗的可能并发症,具体包括:

  a. 晒伤反应;

  b. 如果眼睛未被防护,角膜会受损;

  c. 光变应性皮炎(包括药物反应);

  d. 皮肤雀斑;

  e. 皮肤老化;

  f. 可能增加罹患皮肤癌的风险。

9. 告知患者:在接受 NB-UVB 照射当日,尽量避免在没有保护的情况下接受日光暴露;治疗当天的其他时间,应该在所有光暴露部位使用防晒剂(SPF15)。

10. 向所有患者赠予一本美国银屑病基金会出版的 UVB 治疗手册。

治疗方案

1. 患者参观完光疗中心,接受关于 NB-UVB 光疗的基础教育后,需签署知情同意书,针对同意书中的问题接受详细解答。

2. 患者除去衣物,暴露需要治疗的部位。除非得到主治医生要求或者允许,男性患者均应该穿护裆。

3. 在光疗仪里所有患者必须佩戴眼罩保护眼睛。

4. 每月 1 次按照厂家的标准方法记录光疗仪里 NB-UVB 照射强度(mW/cm^2);在光疗仪记录单上记录这个照射强度,或者为治疗仪做一个照射强度日志。

5. 所有特应性皮炎患者的初始 NB-UVB 剂量相同,均为 $300mJ/cm^2$。

6. 设置 NB-UVB 控制面板,输出能量参考上述第 5 条数值,按以下公式手动计算时间(s)(照射强度数值来自每周照射强度日志):

时间(s) = 照射剂量(mJ/cm^2) ÷ 照射强度(mW/cm^2)。

7. 治疗前在控制面板上输入正确的信息,按照厂商提供的操作指导可以计算紫外线治疗的时间和总剂量。

8. 将时间(或剂量)设置在紫外线治疗仪的 NB-UVB 控制面板上,另设置一安全计时器放置于舱内或由光疗技师保管;在某些光疗仪上,照射时间取决于内部光度计测量的剂量,时间必须由技师估算。

9. 确认紫外线灯治疗仪是 NB-UVB 治疗模式。

10. 打开风扇,让患者站在紫外线治疗仪的中心,双臂放松;再次检查他们是否佩戴紫外线护目镜保护眼睛。

11. 告知患者舱门没有锁,当灯光熄灭或在治疗期间皮肤感到灼伤或刺痛感时自行从治疗舱里走出。

12. 开始治疗。

后续治疗

13. 除非医生另有医嘱,NB-UVB 治疗特应性皮炎的频率一般每周 2~3 次;如果医生医嘱每周治疗频率超过 3 次,应特别注明紫外线剂量的递增需要作出相应的调整。

14. 下一次治疗随访时,询问患者前一天晚上的皮肤是否有红斑、淡红斑以及触痛,在光疗记录中记录这些信息。

15. 如果皮肤出现明显红斑,光疗技师会要求主治医师查看患者,以便调整 NB-UVB 治疗；如果皮肤出现淡粉色红斑，光疗技师应该维持先前的治疗剂量继续治疗。

16. 如果 3 天之内接受光疗，可以按照下表接受 NB-UVB 照射的增量（ mJ/cm^2 ）：

后续治疗——前次剂量增加 $100mJ/cm^2$

17. 除主诊医生有特殊要求，治疗剂量不要超过 1 000mJ/cm^2。

18. 后续治疗中，治疗间隔时间与照射增量见下表

4~7 天	保持原剂量
1~2 周	减少原剂量的 50%
2~3 周	重新开始

19. 继续上述 6~12 步骤。

系统性补骨脂素联合 UVA 治疗

患者须知

1. 向所有接受 PUVA 光疗的患者介绍光疗中心。

2. 向所有接受 PUVA 光疗的患者介绍光疗设备和安全须知。

3. 必须对所有接受治疗的患者加强眼部防护，对男性患者生殖器区域进行遮盖。

4. 接受 PUVA 治疗的患者应该在预计到达光疗中心治疗前 1 个小时，按医嘱要求服用规定剂量的甲氧沙林药片，服药后 1 小时 15 分钟到 1 小时 45 分钟这段时间内将接受光疗。

5. 从口服药物开始，到接下来的 18~24 小时之内的白天时间，所有接受口服补骨脂素的患者出外、开车和靠近窗户，都必须佩戴 UV 防护镜。

6. 患者须站立在光疗舱中间，上肢放松；如果临床医生建议，患者可以站立在辅助阶梯凳上。

7. 光疗技师在每个治疗过程中设定手动计时器的时间；这个时间与预定的治疗时间一致，在治疗过程中，计时器可交给患者或者技师；设定时间根据 UVA 治疗剂量进行计算。

8. 指导患者当光疗照射灯熄灭后或者手动计时器计时结束 10 秒内，走出光疗舱门；告知患者舱门没有锁，并向患者演示开关门的操作。

9. 将患者的用药情况记录在病历中，由光疗师审核；目前皮肤病的治疗药物相关问题由主治医师解决。

10. 告知所有患者 PUVA 治疗的可能并发症，具体包括：

　　a. 晒伤反应；

　　b. 如果眼睛未被防护，角膜会受损；

　　c. 如果眼睛未被防护，可导致白内障；

　　d. 光变应性皮炎（包括药物反应）；

　　e. 皮肤雀斑；

　　f. 皮肤老化；

　　g. 可能增加罹患皮肤癌的风险，包括黑色素瘤。

11. 告知患者：在接受 PUVA 照射当日，尽量避免在没有保护的情况下接受日光暴露；治疗当天的其他时间，应该在所有光暴露部位使用宽谱防晒剂（UVA/UVB）。

12. 向所有患者赠予一本美国银屑病基金会出版的 PUVA 治疗手册。

治疗方案

1. 患者参观完光疗中心,接受关于 PUVA 光疗的基础教育后,需签署知情同意书,针对同意书中的问题接受详细解答。

2. 到光疗中心前,至少提前 1 小时服用甲氧沙林,服药后 1 小时 15 分至 1 小时 45 分之间都可以进行光疗。

3. 补骨脂素的剂量由主诊医师的处方决定,不同患者因人而异;标准剂量是 0.5~0.6mg/kg。

4. 询问患者服药时间以及服药量。

5. 患者需完全除去衣物,除非医嘱另有规定;除非得到主治医生要求或者允许,男性患者均应该穿护裆。

6. 在光疗仪里所有患者必须佩戴眼罩保护眼睛。

7. 每月 1 次按照厂家的标准方法记录光疗仪里 UVA 照射强度(mW/cm^2),在光疗仪记录单上记录这个照射强度,或者为治疗仪做一个照射强度日志。

8. 据医生判定的皮肤类型来确定治疗的初始 PUVA 剂量(J/cm^2),关于皮肤类型的定义详见附录。

皮肤类型	初始 UVA 剂量 /J·cm^{-2}
I	1
II	1
III	2
IV	2
V	3
VI	3

9. 设置 UVA 控制面板,输出能量参考上述第 8 条数值,按以下公式手动计算时间(s)(照射强度数值来自每周照射强度日志):

时间(s)= 照射剂量(mJ/cm^2)÷ 照射强度(mW/cm^2)

10. 治疗前在控制面板上输入正确的信息,按照厂商提供的操作指导可以计算紫外线治疗的时间和总剂量。

11. 将时间(或剂量)设置在紫外线治疗仪的控制面板上,另设置一安全计时器放置于舱内或由光疗技师保管;在某些光疗仪上,照射时间取决于内部光度计测量的剂量,时间必须由技师估算。

12. 确认紫外线灯治疗仪是 UVA 治疗模式。

13. 打开风扇,让患者站在紫外线治疗仪的中心,双臂放松;再次检查他们是否佩戴紫外线护目镜保护眼睛。

14. 告知患者舱门没有锁,当灯光熄灭或在治疗期间皮肤感到灼伤或刺痛感时自行从治疗舱里走出。

15. 开始治疗。

16. 根据医生医嘱,有些患者仅在腿部或者躯干部接受局部紫外线光疗。

17. PUVA 治疗前和治疗后每 6 个月对患者进行眼科检查。

18. 治疗起始阶段和治疗后每 6 个月对患者进行常规的实验室检查。

后续治疗

19. 除非医生另有医嘱,PUVA 治疗特应性皮炎的频率一般每周 2~3 次;如果医生医嘱每周治疗频率超过 3 次,应特别注明紫外线剂量的递增需要作出相应的调整。

20. 下一次治疗问诊时,询问患者前一天晚上的皮肤是否有红斑、淡红斑以及触痛,在光疗记录中记录这些信息;另外还需要询问患者服用补骨脂素的时间。

21. 如果皮肤出现明显红斑,光疗技师会要求主治医师查看患者,以便调整治疗。如果皮肤出现淡粉色红斑,光疗技师应该维持先前的治疗剂量继续治疗。

22. 如果 3 天之内接受光疗,可以按照下表递增 UVA 剂量(J/cm^2):

皮肤类型	UVA 增加量 /$J \cdot cm^{-2}$
I	0.5
II	0.5
III	1.0
IV	1.0
V	1.5
VI	1.5

23. 除非主诊医师有特殊要求,治疗剂量不要超过 $20J/cm^2$。

24. 如果后续治疗间歇期超过 3 天,根据下列方法改变治疗剂量:

1 周	保持原剂量
2 周	减少原剂量的 25%~50%
3 周	减少原剂量的 50%~75%
4 周	重新开始

25. 继续上述 4~15 步骤。

水声波浴

患者须知

---

1. 向患者展示水声波浴室。

2. 告诉患者如何使用紧急呼救灯：在浴缸内就可拉动安装在墙上的控制绳。

3. 告诉患者可以在浴室区域除去衣物。

4. 告知患者须在浴缸里停留 15 分钟，除非治疗期间出现耳鸣或者皮肤刺痛。

5. 指导男性患者穿着泳裤或护裆。

6. 询问患者进入浴缸时是否需要帮助，如果进入浴缸有困难，可以使用患者专用支具。

治疗方案

1. 在超声波板上方给浴缸注满温水（约 35℃），在浴缸的底部放置橡胶垫。

2. 浴缸水中加入水声波护理剂，使用定量按压泵装按压 3 次的量。

3. 按照制造商的说明，将计时器调到 20 分钟，强度为 100，以清除水中的气体。

4. 帮助患者进入浴缸；如果患者行动困难，请使用患者专用支具进入浴缸。患者必须能独自站立并能够使用专用支具，才能考虑进行水声波治疗。

5. 打开水声波浴的计时器，水声波治疗的标准时间长度是 15 分钟，时间可以根据医嘱进行调整。

6. 将水声波控制面板上的定时器设置为 15 分钟。

7. 将强度保持在 100，如果患者出现耳鸣或皮肤刺痛，将强度调整至 80；如果耳鸣或刺痛持续存在，应该停止治疗并通知医师。

8. PTC 的工作人员应在患者进行水声波浴治疗期间关注患者情况，浴室门全程保持开启，工作人员可以在浴室内，也可在走廊处。

9. 在治疗结束时协助患者离开浴缸。

10. 排干浴缸内的水。

11. 按照厂家说明使用消毒剂溶液清洗浴缸，使用抹布涂布消毒剂，停留 2 分钟，然后冲洗干净。

（杨 艳　李 薇　张淑娟　译　陈 荃　孟 珍　潘 宁　校　朱慧兰　审）

第4章 瘙痒症

UVB 光疗

患者须知

1. 向所有接受 UVB 光疗的患者介绍光疗中心（PTC）。

2. 向所有接受 UVB 光疗的患者介绍光疗设备和安全须知。

3. 必须对所有接受治疗的患者加强眼部防护，对男性患者生殖器区域进行遮盖。

4. 患者须站立在光疗舱中间，上肢放松；如果临床医生建议，患者可以站立在辅助阶梯凳上。

5. 光疗技师在每个治疗过程中设定手动计时器的时间，这个时间与预定的治疗时间一致，在治疗过程中，计时器可交给患者或者技师；设定时间根据 UVB 治疗剂量进行计算。

6. 指导患者当光疗照射灯熄灭后或者手动计时器计时结束 10 秒内，走出光疗舱门。告知患者舱门没有锁，并向患者演示开关门的操作。

7. 将患者的用药情况记录在病历中，由光疗师审核；目前皮肤病的治疗药物相关问题由主治医师解决。

8. 告知所有患者 UVB 治疗的可能并发症，具体包括：

    a. 晒伤反应；

    b. 如果眼睛未被防护，角膜会受损；

    c. 光变应性皮炎（包括药物反应）；

    d. 皮肤雀斑；

    e. 皮肤老化；

    f. 可能增加罹患皮肤癌的风险。

9. 告知患者：在接受 UVB 照射当日，尽量避免在没有保护的情况下接受日光暴露；治疗当天的其他时间，应该在所有光暴露部位使用防晒剂（SPF15）。

10. 向所有患者赠予一本美国银屑病基金会出版的 UVB 治疗手册。

治疗方案

1. 患者参观完光疗中心,接受关于 UVB 光疗的基础教育后,需签署知情同意书,针对同意书中的问题接受详细解答。

2. 患者必须去除所有衣物。除非得到主治医生要求或者允许,男性患者均应该穿护裆。

3. 在光疗仪里所有患者必须佩戴眼罩保护眼睛。

4. 每月 1 次按照厂家的标准方法记录光疗仪里 UVB 照射强度(mW/cm^2),在光疗仪记录单上记录这个照射强度,或者为治疗仪做一个照射强度日志。

5. 据医生判定的皮肤类型来确定患者 UVB 初始剂量,关于皮肤类型的定义详见附录。

皮肤类型	UVB 初始剂量 /mJ·cm^{-2}
I	10
II	10
III	20
IV	20
V	30
VI	30

6. 设置 UVB 控制面板,输出能量参考上述第 5 条数值,按以下公式手动计算时间(s)(照射强度数值来自每周照射强度日志):

$$时间(s)= 照射剂量(mJ/cm^2) \div 照射强度(mW/cm^2)$$

7. 治疗前在控制面板上输入正确的信息,按照厂商提供的操作指导可以计算紫外线治疗的时间和总剂量。

8. 将时间(或剂量)设置在紫外线治疗仪的控制面板上,另设置一安全计时器放置于舱内或由光疗技师保管;在某些光疗仪上,照射时间取决于内部光度计测量的剂量,时间必须由技师估算。

9. 确认紫外线灯治疗仪是 UVB 治疗模式。

10. 打开风扇,让患者站在紫外线治疗仪的中心,双臂放松;再次检查他们是否佩戴紫外线护目镜保护眼睛。

11. 告知患者舱门没有锁,当灯光熄灭或在治疗期间皮肤感到灼伤或刺痛感时自行从治疗舱里走出。

12. 开始治疗。

后续治疗

13. 除非医生另有医嘱，UVB 治疗特应性皮炎的频率一般每周 3 次；如果医生医嘱每周少于 2 次，应特别注明紫外线剂量的递增需要作出相应的调整。

14. 下一次治疗问诊时，询问患者前一天晚上的皮肤是否有红斑、淡红斑以及触痛，在光疗记录中记录这些信息。

15. 如果皮肤出现明显红斑，光疗技师会要求主治医师查看患者，以便调整 UVB 治疗。如果皮肤出现淡粉色红斑，光疗技师应该维持先前的治疗剂量继续治疗。

16. 如果 3 天之内接受光疗，可以按照下表接受 UVB 照射的增量（mJ/cm^2）：

皮肤类型	UVB 增加量 /$mJ \cdot cm^{-2}$
I	5
II	5
III	10
IV	10
V	20
VI	20

17. 后续治疗中，治疗间隔时间与照射增量见下表：

4~7 天	保持原剂量
1~2 周	减少原剂量的 50%
2~3 周	减少原剂量的 75%
3 周或以上	重新开始

18. 主诊医生根据治疗的反应调整 UVB 治疗的剂量和频率，但治疗特应性皮炎的 UVB 最高剂量应该按下述指导根据不同皮肤类型决定：

皮肤类型	UVB 剂量 /$mJ \cdot cm^{-2}$
I	50
II	50
III	100
IV	100
V	200
VI	200

19. 继续上述 6~12 步骤。

UVA/UVB 联合光疗

患者须知

1. 所有符合 UVA/UVB 光疗入选标准的患者都将有光疗中心的常规介绍。

2. 所有符合 UVA/UVB 光疗入选标准的患者都将有光疗设备和安全须知的介绍。

3. 有必要对所有进行治疗的患者进行眼保护,以及对男性患者生殖器区域进行防护。

4. 患者须站立在光疗仪中间,手不动。临床医生可建议患者站立在阶梯凳上。

5. 每个治疗环节,手动计时器将由光疗技师设定;这个时间与预定的 UVB 治疗时间相关,在治疗过程中,计时器可交给患者或者技师;这个时间与推算 UVB 治疗剂量的时间相关。

6. 当灯光熄灭或是计时器铃响 10 秒内,通知患者从灯箱走出来;告知患者灯箱的门没有锁上,并展示如何操作。

7. 目前治疗情况将会呈现在患者治疗图表里,由光疗师审核;目前治疗相关的问题将由主诊医生解决。

8. 所有患者将被告知 UV 光疗可能出现的副作用,具体包括以下;
    a. 晒伤反应;
    b. 如果眼睛未被保护将出现角膜灼伤;
    c. 光敏性皮炎(包括药物反应);
    d. 皮肤的色素沉着;
    e. 皮肤老化;
    f. 可能增加罹患皮肤癌的风险。

9. 患者将被告知在接受 UVA/UVB 光疗时尽量避免未保护额外的光损伤;治疗期间防晒剂(SPF15)应该被使用在患者的任何一个光暴露部位。

10. 给所有患者分发由一本美国银屑病基金会出版的 UVB 光疗手册。

治疗方案

1. 患者参观完光疗中心,接受关于 UVB 光疗的基础教育后,需签署知情同意书,针对同意书中的问题接受详细解答。

2. 患者必须去除所有衣物。除非得到主治医生要求或者允许,男性患者均应该穿护裆。

3. 在光疗仪里所有患者必须佩戴眼罩保护眼睛。

4. 每月 1 次按照厂家的标准方法记录光疗仪里 UVA 和 UVB 照射强度(mW/cm^2),在光疗仪记录单上记录这个照射强度,或者为治疗仪做一个照射强度日志。

5. 据医生判定的皮肤类型来确定患者 UVB 和 UVA 初始剂量,关于皮肤类型的定义详见附录。

皮肤类型	UVB 剂量 /mJ·cm^{-2}	UVA 剂量 /J·cm^{-2}
I	10	2
II	10	2
III	20	4
IV	20	4
V	30	6
VI	30	6

6. 设置 UVA 和 UVB 控制面板,输出能量参考上述第 5 条数值,按以下公式手动计算时间(s)(照射强度数值来自每周照射强度日志):

$$时间(s)= 照射剂量(mJ/cm^2) \div 照射强度(mW/cm^2)$$

7. 治疗前在控制面板上输入正确的信息,按照厂商提供的操作指导可以计算紫外线治疗的时间和总剂量。

8. 将时间(或剂量)设置在紫外线治疗仪的控制面板上,另设置一安全计时器放置于舱内或由光疗技师保管;在某些光疗仪上,照射时间取决于内部光度计测量的剂量,时间必须由技师估算。

9. 确认紫外线治疗仪设置了 UVB 和 UVA 的正确剂量。

10. 打开风扇,让患者站在紫外线治疗仪的中心,双臂放松;再次检查他们是否佩戴紫外线护目镜保护眼睛。

11. 告知患者舱门没有锁，当灯光熄灭或在治疗期间皮肤感到灼伤或刺痛感时自行从治疗舱里走出。

12. 开始治疗。

后续治疗

13. 除非医生另有医嘱，UVA/UVB 治疗瘙痒症的频率一般每周 3 次；如果医生医嘱每周少于 2 次，应特别注明紫外线剂量的递增需要作出相应的调整。

14. 下一次治疗问诊时，询问患者前一天晚上的皮肤是否有红斑、淡红斑以及触痛，在光疗记录中记录这些信息。

15. 如果皮肤出现明显红斑，光疗技师会要求主治医师查看患者，以便调整 UVA/UVB 治疗；如果皮肤出现淡粉色红斑，光疗技师应该维持先前的治疗剂量继续治疗。

16. 如果 3 天之内接受光疗，可以按照下表接受 UVA/UVB 照射的增量（ mJ/cm² ）：

皮肤类型	UVB 剂量 /mJ·cm⁻²	UVA 剂量 /J·cm⁻²
I	5	1
II	5	1
III	10	1
IV	10	1
V	20	1
VI	20	1

17. 在后续的治疗中，如果治疗间隔时间大于 3 天，遵循以下的规则：

4~7 天	保持原剂量
1~2 周	减少原剂量的 50%
2~3 周	减少原剂量的 75%
3 周或以上	重新开始

18. 主诊医生根据治疗的反应调整 UVA/UVB 治疗的剂量和频率，但治疗特应性皮炎的 UVB 最高剂量应该按下述指导根据不同皮肤类型决定：

皮肤类型	最大 UVB 剂量 /mJ·cm^{-2}	最大 UVA 剂量 /J·cm^{-2}
I	50	10
II	50	10
III	100	20
IV	100	20
V	200	40
VI	200	40

19. 继续上述 6~12 步骤。

窄谱 UVB 光疗

患者须知

1. 向所有接受 NB-UVBUVB 光疗的患者介绍光疗中心。

2. 向所有接受 UVB 光疗的患者介绍光疗设备和安全须知。

3. 必须对所有接受治疗的患者加强眼部防护,对男性患者生殖器区域进行遮盖。

4. 患者须站立在光疗舱中间,上肢放松;如果临床医生建议,患者可以站立在辅助阶梯凳上。

5. 光疗技师在每个治疗过程中设定手动计时器的时间,这个时间与预定的治疗时间一致,在治疗过程中,计时器可交给患者或者技师;设定时间根据 NB-UVB 治疗剂量进行计算。

6. 指导患者当光疗照射灯熄灭后或者手动计时器计时结束 10 秒内,走出光疗舱门;告知患者舱门没有锁,并向患者演示开关门的操作。

7. 将患者的用药情况记录在病历中,由光疗师审核;目前皮肤病的治疗药物相关问题由主治医师解决。

8. 告知所有患者 NB-UVB 治疗的可能并发症,具体包括:
   a. 晒伤反应;
   b. 如果眼睛未被防护,角膜会受损;
   c. 光变应性皮炎(包括药物反应);
   d. 皮肤雀斑;
   e. 皮肤老化;
   f. 可能增加罹患皮肤癌的风险。

9. 告知患者:在接受 NB-UVB 照射当日,尽量避免在没有保护的情况下接受日光暴露;治疗当天的其他时间,应该在所有光暴露部位使用防晒剂(SPF15)。

10. 向所有患者赠予一本美国银屑病基金会出版的治疗手册。

治疗方案

1. 患者参观完光疗中心,接受关于 NB-UVB 光疗的基础教育后,需签署知情同意书,针对同意书中的问题接受详细解答。

2. 患者必须去除所有衣物。除非得到主治医生要求或者允许,男性患者均应该穿护裆。

3. 在光疗仪里所有患者必须佩戴眼罩保护眼睛。

4. 每月 1 次按照厂家的标准方法记录光疗仪里 NB-UVB 照射强度(mW/cm^2),在光疗仪记录单上记录这个照射强度,或者为治疗仪做一个照射强度日志。

5. 对于所有瘙痒症患者初始 NB-UVB 剂量都相同,是 $300mJ/cm^2$。

6. 设置 UVB 控制面板,输出能量参考上述第 5 条数值,按以下公式手动计算时间(s)(照射强度数值来自每周照射强度日志):

$$时间（s）= 照射剂量（mJ/cm^2）÷ 照射强度（mW/cm^2）$$

7. 治疗前在控制面板上输入正确的信息,按照厂商提供的操作指导可以计算紫外线治疗的时间和总剂量。

8. 将时间(或剂量)设置在紫外线治疗仪的控制面板上,另设置一安全计时器放置于舱内或由光疗技师保管;在某些光疗仪上,照射时间取决于内部光度计测量的剂量,时间必须由技师估算。

9. 确认紫外线灯治疗仪是 NB-UVB 治疗模式。

10. 打开风扇,让患者站在紫外线治疗仪的中心,双臂放松;再次检查他们是否佩戴紫外线护目镜保护眼睛。

11. 告知患者舱门没有锁,当灯光熄灭或在治疗期间皮肤感到灼伤或刺痛感时自行从治疗舱里走出。

12. 开始治疗。

后续治疗

13. 除非医生另有医嘱,NB-UVB 治疗瘙痒症的频率一般每周 2~3 次;如果医生医嘱每周超过 3 次,应特别注明紫外线剂量的递增需要作出相应的调整。

14. 下一次治疗问诊时,询问患者前一天晚上的皮肤是否有红斑、淡红斑以及触痛,在光疗记录中记录这些信息。

15. 如果皮肤出现明显红斑,光疗技师会要求主治医师查看患者,以便调整 NB-UVB 治疗；如果皮肤出现淡粉色红斑，光疗技师应该维持先前的治疗剂量继续治疗。

16. 如果 3 天之内接受光疗，可以按照下表接受 UVB 照射的增量（mJ/cm^2）：

后续治疗——递增 $100mJ/cm^2$

17. 除非医生另有指示，否则治疗剂量不超过 $1\,000mJ/cm^2$。

18. 后续治疗中，治疗间隔时间与照射增量见下表：

4~7 天	保持原剂量
1~2 周	减少原剂量的 50%
2~3 周	重新开始

19. 继续上述的 6~12 步骤。

（杨　艳　李　薇　张淑娟　译　马少吟　孟　珍　校　朱慧兰　审）

第5章 皮肤 T 细胞淋巴瘤

UVB 光疗

1. 向所有接受 UVB 光疗的患者介绍光疗中心。

2. 向所有接受 UVB 光疗的患者介绍光疗设备和安全须知。

3. 必须对所有接受治疗的患者加强眼部防护,对男性患者生殖器区域进行遮盖。

4. 患者须站立在光疗舱中间,上肢放松。如果临床医生建议,患者可以站立在辅助阶梯凳上。

5. 光疗技师在每个治疗过程中设定手动计时器的时间,这个时间与预定的治疗时间一致,在治疗过程中,计时器可交给患者或者技师;设定时间根据 UVB 治疗剂量进行计算。

6. 指导患者当光疗照射灯熄灭后或者手动计时器计时结束 10 秒内,走出光疗舱门;告知患者舱门没有锁,并向患者演示开关门的操作。

7. 将患者的用药情况记录在病历中,由光疗师审核;目前皮肤病的治疗药物相关问题由主治医师解决。

8. 告知所有患者 UVB 治疗的可能并发症,具体包括:

    a. 晒伤反应;

    b. 如果眼睛未被防护,角膜会受损;

    c. 光变应性皮炎(包括药物反应);

    d. 皮肤雀斑;

    e. 皮肤老化;

    f. 可能增加罹患皮肤癌的风险。

9. 告知患者：在接受 UVB 照射当日，尽量避免在没有保护的情况下接受日光暴露；治疗当天的其他时间，应该在所有光暴露部位使用防晒剂（SPF15）。

10. 向所有患者赠予一本美国银屑病基金会出版的 UVB 治疗手册。

治疗方案

1. 患者参观完光疗中心，接受关于 UVB 光疗的基础教育后，需签署知情同意书，针对同意书中的问题接受详细解答。

2. 患者必须去除所有衣物，除非得到主治医生要求或者允许，男性患者均应该穿护裆。

3. 在光疗仪里所有患者必须佩戴眼罩保护眼睛。

4. 每月 1 次按照厂家的标准方法记录光疗仪里 UVB 照射强度（mW/cm²），在光疗仪记录单上记录这个照射强度，或者为治疗仪做一个照射强度日志。

5. 据医生判定的皮肤类型来确定患者 UVB 初始剂量，关于皮肤类型的定义详见附录。

皮肤类型	UVB 初始剂量 /mJ·cm⁻²
I	10
II	10
III	20
IV	20
V	30
VI	30

6. 设置 UVB 控制面板，输出能量参考上述第 5 条数值，按以下公式手动计算时间（s）（照射强度数值来自每周照射强度日志）：

$$时间（s）= 照射剂量（mJ/cm²）\div 照射强度（mW/cm²）$$

7. 治疗前在控制面板上输入正确的信息，按照厂商提供的操作指导可以计算紫外线治疗的时间和总剂量。

8. 将时间（或剂量）设置在紫外线治疗仪的控制面板上，另设置一安全计时器放置于舱内或由光疗技师保管；在某些光疗仪上，照射时间取决于内部光度计测量的剂量，时间必须由技师估算。

9. 确认紫外线灯治疗仪是 UVB 治疗模式。

10. 打开风扇，让患者站在紫外线治疗仪的中心，双臂放松；再次检查他们是否佩戴紫外线护目镜保护眼睛。

11. 告知患者舱门没有锁,当灯光熄灭或在治疗期间皮肤感到灼伤或刺痛感时自行从治疗舱里走出。

12. 开始治疗。

后续治疗

13. 除非医生另有医嘱,UVB 治疗皮肤 T 细胞淋巴瘤的频率一般每周3 次;如果医生医嘱每周少于 2 次,应特别注明紫外线剂量的递增需要作出相应的调整。

14. 下一次治疗问诊时,询问患者前一天晚上的皮肤是否有红斑、淡红斑以及触痛,在光疗记录中记录这些信息。

15. 如果皮肤出现明显红斑,光疗技师会要求主治医师查看患者,以便调整 UVB 治疗;如果皮肤出现淡粉色红斑,光疗技师应该维持先前的治疗剂量继续治疗。

16. 如果 3 天之内接受光疗,可以按照下表调整 UVB 照射的增量（ mJ/cm^2)：

皮肤类型	UVB 增加量 /mJ·cm^{-2}
I	5
II	5
III	10
IV	10
V	20
VI	20

17. 后续治疗中,治疗间隔时间与照射增量见下表：

4~7 天	保持原剂量
1~2 周	减少原剂量的 50%
2~3 周	减少原剂量的 75%
3 周或以上	重新开始

18. 继续上述 6~12 步骤。

19. 主诊医生根据治疗的反应调整 UVB 治疗的剂量和频率,但治疗皮肤 T 细胞淋巴瘤的 UVB 最高剂量应该按下述指导根据不同皮肤类型决定：

皮肤类型	UVB 剂量 /mJ·cm^{-2}
I	50
II	50
III	100
IV	100
V	200
VI	200

根据皮肤类型进行窄谱中波紫外线光疗

患者须知

1. 向所有接受 NB–UVB 光疗的患者介绍光疗中心。

2. 向所有接受 NB–UVB 光疗的患者介绍光疗设备和安全须知。

3. 必须对所有接受治疗的患者加强眼部防护，对男性患者生殖器区域进行遮盖。

4. 患者须站立在光疗舱中间，上肢放松。如果临床医生建议，患者可以站立在辅助阶梯凳上。

5. 光疗技师在每个治疗过程中设定手动计时器的时间，这个时间与预定的治疗时间一致，在治疗过程中，计时器可交给患者或者技师；设定时间根据 NB–UVB 治疗剂量进行计算。

6. 指导患者当光疗照射灯熄灭后或者手动计时器计时结束 10 秒内，走出光疗舱门；告知患者舱门没有锁，并向患者演示开关门的操作。

7. 将患者的用药情况记录在病历中，由光疗师审核；目前皮肤病的治疗药物相关问题由主治医师解决。

8. 告知所有患者 NB–UVB 治疗的可能并发症，具体包括：

   a. 晒伤反应；

   b. 如果眼睛未被防护，角膜会受损；

   c. 光变应性皮炎（包括药物反应）；

   d. 皮肤雀斑；

   e. 皮肤老化；

   f. 可能增加罹患皮肤癌的风险。

9. 告知患者：在接受 NB–UVB 照射当日，尽量避免在没有保护的情况下接受日光暴露；治疗当天的其他时间，应该在所有光暴露部位使用防晒剂（SPF15）。

10. 向所有患者赠予一本美国银屑病基金会出版的 UVB 治疗手册。

治疗方案

1. 患者参观完光疗中心，接受关于 NB-UVB 光疗的基础教育后，需签署知情同意书，针对同意书中的问题接受详细解答。

2. 患者除去衣物，暴露皮肤 T 细胞淋巴瘤需治疗的部位；除非得到主治医生要求或者允许，男性患者均应该穿护裆。

3. 在光疗仪里所有患者必须佩戴眼罩保护眼睛。

4. 每月 1 次按照厂家的标准方法记录光疗仪里 NB-UVB 照射强度（mW/cm^2），在光疗仪记录单上记录这个照射强度，或者为治疗仪做一个照射强度日志。

5. 据医生判定的皮肤类型来确定患者 NB-UVB 初始剂量，关于皮肤类型的定义详见附录。

皮肤类型	UVB 初始剂量 /$mJ \cdot cm^{-2}$
Ⅰ	200
Ⅱ	400
Ⅲ	500
Ⅳ	500
Ⅴ	600
Ⅵ	600

6. 设置 UVB 控制面板，输出能量参考上述第 5 条数值，按以下公式手动计算时间（s）（照射强度数值来自每周照射强度日志）：

$$时间（s）= 照射剂量（mJ/cm^2）\div 照射强度（mW/cm^2）$$

7. 治疗前在控制面板上输入正确的信息，按照厂商提供的操作指导可以计算紫外线治疗的时间和总剂量。

8. 将时间（或剂量）设置在紫外线治疗仪的控制面板上，另设置一安全计时器放置于舱内或由光疗技师保管；在某些光疗仪上，照射时间取决于内部光度计测量的剂量，时间必须由技师估算。

9. 确认紫外线灯治疗仪是 NB-UVB 治疗模式。

10. 打开风扇，让患者站在紫外线治疗仪的中心，双臂放松；再次检查他们是否佩戴紫外线护目镜保护眼睛。

11. 告知患者舱门没有锁，当灯光熄灭或在治疗期间皮肤感到灼伤或刺痛感时自行从治疗舱里走出。

12. 开始治疗。

后续治疗

13. 除非医生另有医嘱,NB-UVB 治疗皮肤 T 细胞淋巴瘤的频率一般每周 3 次;如果医生医嘱每周少于 2 次,应特别注明紫外线剂量的递增需要作出相应的调整。

14. 下一次治疗问诊时,询问患者前一天晚上的皮肤是否有红斑、淡红斑以及触痛,在光疗记录中记录这些信息。

15. 如果皮肤出现明显红斑,光疗技师会要求主治医师查看患者,以便调整 UVB 治疗;如果皮肤出现淡粉色红斑,光疗技师应该维持先前的治疗剂量继续治疗。

16. 如果 3 天之内接受光疗,可以按照下面的 NB-UVB 剂量(mJ/cm^2)进行增加:后续治疗——增加 $100mJ/cm^2$

17. 除非主诊医师有特殊要求,在 Ⅰ ~ Ⅲ型皮肤患者最高剂量 $1\,500mJ/cm^2$,Ⅳ ~ Ⅵ性皮肤最高剂量 $3\,000mJ/cm^2$。

18. 后续治疗中,治疗间隔时间与照射增量见下表:

4~7 天	保持原剂量
1~2 周	减少原剂量的 25%
2~3 周	减少原剂量的 50%
3 周或以上	重新开始

19. 继续上述 6~12 步骤。

系统性补骨脂素联合长波紫外线光疗

患者须知

1. 向所有接受 PUVA 光疗的患者介绍光疗中心。

2. 向所有接受 PUVA 光疗的患者介绍光疗设备和安全须知。

3. 必须对所有接受治疗的患者加强眼部防护,对男性患者生殖器区域进行遮盖。

4. 接受 PUVA 治疗的患者应该在预计到达光疗中心治疗前 1 个小时,按医嘱要求服用规定剂量的甲氧沙林药片,服药后 1 小时 15 分钟到 1 小时 45 分钟这段时间内将接受光疗。

5. 从口服药物开始,到接下来的 18~24 小时之内的白天时间,所有接受口服补骨脂素的患者出外、开车和靠近窗户,都必须佩戴 UV 防护镜。

6. 患者须站立在光疗舱中间,上肢放松;如果临床医生建议,患者可以站立在辅助阶梯凳上。

7. 光疗技师在每个治疗过程中设定手动计时器的时间,这个时间与预定的治疗时间一致,在治疗过程中,计时器可交给患者或者技师;设定时间根据 UVA 治疗剂量进行计算。

8. 指导患者当光疗照射灯熄灭后或者手动计时器计时结束 10 秒内,走出光疗舱门;告知患者舱门没有锁,并向患者演示开关门的操作。

9. 将患者的用药情况记录在病历中,由光疗师审核;目前皮肤病的治疗药物相关问题由主治医师解决。

10. 告知所有患者 UVB 治疗的可能并发症,具体包括:

    a. 晒伤反应;

    b. 如果眼睛未被防护,角膜会受损;

    c. 光变应性皮炎(包括药物反应);

    d. 皮肤雀斑;

    e. 皮肤老化;

    f. 可能增加罹患皮肤癌的风险;

11. 告知患者:在接受 PUVA 照射当日,尽量避免在没有保护的情况下接受日光暴露;治疗当天的其他时间,应该在所有光暴露部位使用宽谱防晒剂(UVA/UVB)。

12. 向所有患者赠予一本美国银屑病基金会出版的 PUVA 治疗手册。

治疗方案

1. 当患者被转荐到光疗中心时,应在病历和档案里记录皮肤 T 细胞淋巴瘤或蕈样肉芽肿的诊断。

2. 患者参观完光疗中心,接受关于 PUVA 光疗的基础教育后,需签署知情同意书,针对同意书中的问题接受详细解答。

3. 患者应该在预计到达光疗中心治疗前 1 个小时,按医嘱要求服用甲氧沙林。服药后 1 小时 15 分钟到 1 小时 45 分钟这段时间内都可以接受光疗。

4. 每个患者服用甲氧沙林的剂量因人而异,由主治医师决定;标准剂量是 0.5~0.6mg/kg。

5. 询问患者服药的时间和剂量。

6. 患者除衫,暴露治疗部位;除非得到主治医生要求或者允许,男性患者均应该穿护裆。

7. 除非主诊医师有特殊要求豁免,在光疗仪里所有患者必须佩戴眼罩保护眼睛。

8. 每月 1 次按照厂家的标准方法记录光疗仪里 UVA 照射强度(mW/cm^2),在光疗仪记录单上记录这个照射强度,或者为治疗仪做一个照射强度日志。

9. 据医生判定的皮肤类型来确定患者 PUVA 初始剂量,关于皮肤类型的定义详见附录。

皮肤类型	UVA 初始剂量 /$J \cdot cm^{-2}$
I	1
II	1
III	1
IV	2
V	2
VI	2

10. 设置 UVA 控制面板,输出能量参考上述第 9 条数值,按以下公式手动计算时间(s)(照射强度数值来自每周照射强度日志):

$$时间（s）= 照射剂量（mJ/cm^2）÷ 照射强度（mW/cm^2）$$

11. 治疗前在控制面板上输入正确的信息,按照厂商提供的操作指导可以计算 UVA 治疗的时间和总剂量。

12. 将时间（或剂量）设置在紫外线治疗仪的控制面板上,另设置一安全计时器放置于舱内或由光疗技师保管;在某些光疗仪上,照射时间取决于内部光度计测量的剂量,时间必须由技师估算。

13. 确认紫外线灯治疗仪是 UVA 治疗模式。

14. 打开风扇,让患者站在紫外线治疗仪的中心,双臂放松;再次检查他们是否佩戴紫外线护目镜保护眼睛。

15. 告知患者舱门没有锁,当灯光熄灭或在治疗期间皮肤感到灼伤或刺痛感时自行从治疗舱里走出。

16. 开始治疗。

17. 如果主诊医师有要求,部分患者可以接受局部紫外线光疗,例如腿部或躯干。

后续治疗

18. 除非医生另有医嘱,PUVA 治疗皮肤 T 细胞淋巴瘤的频率一般每周 2~3 次;如果医生医嘱每周少于 2 次,应特别注明紫外线剂量的递增需要作出相应的调整。

19. 下一次治疗问诊时,询问患者前一天晚上的皮肤是否有红斑、淡红斑及触痛,在光疗记录中记录这些信息。此外还需询问患者服用甲氧沙林药片的时间。

20. 如果皮肤出现明显红斑,光疗技师会要求主治医师查看患者,以便调整 UVB 治疗;如果皮肤出现淡粉色红斑,光疗技师应该维持先前的治疗剂量继续治疗。

21. 每次治疗按 $1.0J/cm^2$ 增加 UVA 的剂量（J/cm^2）直至 $8J/cm^2$（Ⅰ～Ⅲ型皮肤）或 $12J/cm^2$（Ⅳ～Ⅵ型皮肤）,之后均按最高剂量照射除非主诊医师另有要求。

22. 后续治疗中,治疗间隔时间与照射增量见下表:

1 周	保持原剂量
2 周	减少原剂量的 25%
3 周	减少原剂量的 50%
4 周	重新开始

23. 需主诊医师指导,才可进一步增加 UVA 剂量
24. 继续上述 3~16 步骤。
25. 光疗前以及治疗后每 6 个月需进行眼科检查
26. 治疗初始以及之后每 6 个月需进行相应的实验室检查。

（黄茂芳　译　田歆　陈荃　校　朱慧兰　审）

第6章 硬皮病与其他硬化性疾病

固定剂量的宽谱长波紫外线（UVA）光疗

患者须知

1. 向所有接受 UVA 光疗的患者介绍光疗中心。

2. 向所有接受 UVA 光疗的患者介绍光疗设备和安全须知。

3. 必须对所有接受治疗的患者加强眼部防护，对男性患者生殖器区域进行遮盖。

4. 所有诊断为硬皮病／硬斑病的患者在接受 UVA 照射之前，需将矿物油涂抹到皮损区域。

5. 患者须站立在光疗舱中间，上肢放松。如果临床医生建议，患者可以站立在辅助阶梯凳上。

6. 光疗技师在每个治疗过程中设定手动计时器的时间，这个时间与预定的治疗时间一致，在治疗过程中，计时器可交给患者或者技师；设定时间根据 UVA 治疗剂量进行计算。

7. 指导患者当光疗照射灯熄灭后或者手动计时器计时结束 10 秒内，走出光疗舱门；告知患者舱门没有锁，并向患者演示开关门的操作。

8. 将患者的用药情况记录在病历中，由光疗师审核；目前皮肤病的治疗药物相关问题由主治医师解决。

9. 告知所有患者 UVA 治疗的可能并发症，具体包括：

    a. 晒伤反应；

    b. 如果眼睛未被防护，角膜会受损；

    c. 光变应性皮炎（包括药物反应）；

    d. 皮肤雀斑；

    e. 皮肤老化；

    f. 可能增加罹患皮肤癌的风险。

10. 告知患者:在接受 UVB 照射当日,尽量避免在没有保护的情况下接受日光暴露;治疗当天的其他时间,应该在所有光暴露部位使用宽谱防晒剂(SPF15)。

11. 向所有患者赠予一本美国银屑病基金会出版的 UV 治疗手册。

治疗方案

1. 患者参观完光疗中心,接受关于 UVA 光疗的基础教育后,需签署知情同意书,针对同意书中的问题接受详细解答。

2. 患者必须去除所有衣物,治疗前将矿物油涂抹在硬皮病／硬斑病皮损区域;除非得到主治医生要求或者允许,男性患者均应该穿护裆。

3. 在光疗仪里所有患者必须佩戴眼罩保护眼睛。

4. 每月 1 次按照厂家的标准方法记录光疗仪里 UVA 照射强度(mW/cm^2),在光疗仪记录单上记录这个照射强度,或者为治疗仪做一个照射强度日志。

5. 起始 UVA 剂量是 $20J/cm^2$。

6. 设置 UVA 控制面板的输出能量,按以下公式手动计算时间(s)(照射强度数值来自每周照射强度日志):

$$时间(s) = 照射剂量(20J/cm^2) \div 照射强度(W/cm^2)$$

7. 治疗前在控制面板上输入正确的信息,按照厂商提供的操作指导可以计算紫外线治疗的时间和总剂量。

8. 将时间(或剂量)设置在紫外线治疗仪的控制面板上,另设置一安全计时器放置于舱内或由光疗技师保管;在某些光疗仪上,照射时间取决于内部光度计测量的剂量,时间必须由技师估算。

9. 确认紫外线灯治疗仪是 UVA 治疗模式。

10. 打开风扇,让患者站在紫外线治疗仪的中心,双臂放松;再次检查他们是否佩戴紫外线护目镜保护眼睛。

11. 告知患者舱门没有锁,当灯光熄灭或在治疗期间皮肤感到灼伤或刺痛感时自行从治疗舱里走出。

12. 开始治疗。

后续治疗

13. 除非医生另有医嘱,UVA 治疗硬皮病／硬斑病的频率一般每周 3 次。

14. 下一次治疗问诊时,询问患者前一天晚上的皮肤是否有红斑、淡红斑以及触痛,在光疗记录中记录这些信息。

15. 如果皮肤出现淡粉色红斑,光疗技师应该维持先前的治疗剂量继续治疗。

16. 如果皮肤出现明显红斑,光疗技师会要求主治医师查看患者,以便调整 UVA 治疗。

固定剂量 UVA1 光疗

患者须知

1. 向所有接受 UVA1 光疗的患者介绍光疗中心。

2. 向所有接受 UVA1 光疗的患者介绍光疗设备和安全须知。

3. 必须对所有接受治疗的患者加强眼部防护,对男性患者生殖器区域进行遮盖。

4. 所有诊断为硬皮病／硬斑病的患者在接受 UVA 照射之前,需将矿物油涂抹到皮损区域。

5. 患者须站立在光疗舱中间,上肢放松。

6. 光疗技师在每个治疗过程中设定手动计时器的时间,这个时间与预定的治疗时间一致,在治疗过程中,计时器可交给患者或者技师;设定时间根据 UVA1 治疗剂量进行计算。

7. 指导患者当光疗照射灯熄灭后或者手动计时器计时结束 10 秒内,走出光疗舱门。

8. 将患者的用药情况记录在病历中,由光疗师审核;目前皮肤病的治疗药物相关问题由主治医师解决。

9. 告知所有患者 UVA1 治疗的可能并发症,具体包括:

    a. 晒伤反应;

    b. 如果眼睛未被防护,角膜会受损;

    c. 光变应性皮炎(包括药物反应);

    d. 皮肤雀斑;

    e. 皮肤老化;

    f. 可能增加罹患皮肤癌的风险。

10. 告知患者:在接受 UVB 照射当日,尽量避免在没有保护的情况下接受日光暴露;治疗当天的其他时间,应该在所有光暴露部位使用宽谱防晒剂(SPF15)。

11. 向所有患者赠予一本美国银屑病基金会出版的 UV 治疗手册。

治疗方案

1. 患者参观完光疗中心，接受关于 UVA 光疗的基础教育后，需签署知情同意书，针对同意书中的问题接受详细解答。

2. 患者必须去除所有衣物，治疗前将矿物油涂抹在硬皮病／硬斑病皮损区域；除非得到主治医生要求或者允许，男性患者均应该穿护裆。

3. 在光疗仪里所有患者必须佩戴眼罩保护眼睛。

4. 每月 1 次按照厂家的标准方法记录光疗仪里 UVA 照射强度（mW/cm^2）。在光疗仪记录单上记录这个照射强度，或者为治疗仪做一个照射强度日志。

5. 起始 UVA 剂量（J/cm^2）设定见下表：

UVA1 推荐照射剂量

适应证	UVA1 剂量
特应性皮炎或皮肤 T 细胞淋巴瘤	中等剂量 60J/cm^2，每周 3~5 次，持续 3~6 周
局限性硬皮病	中等剂量 60J/cm^2，每周 3~5 次，持续 40 次
硬化性苔藓	中等剂量 50J/cm^2，每周 5 次，持续 40 次
系统性红斑狼疮	低剂量 10J/cm^2，每周 5 次，持续 3 周
亚急性痒疹	中等剂量 50J/cm^2，每周 5 次，持续 4 周
色素性荨麻疹	中等剂量 60J/cm^2，每周 5 次，持续 3 周
玫瑰糠疹	中等剂量 30J/cm^2，每周 3 次，持续 3 周

来源：Adapted from Gambichler, T. et al., *Clin. Dermatol.*, 31, 438, 2013.

6. 设置 UVA 控制面板的输出能量，按以下公式手动计算时间（s）（照射强度数值来自每周照射强度日志）：

$$时间（s）= 照射剂量（J/cm^2）÷ 照射强度（W/cm^2）$$

7. 治疗前在控制面板上输入正确的信息，按照厂商提供的操作指导可以计算紫外线治疗的时间和总剂量。

8. 将时间（或剂量）设置在紫外线治疗仪的控制面板上，另设置一安全计时器放置于舱内或由光疗技师保管；在某些光疗仪上，照射时间取决于内部光度计测量的剂量，时间必须由技师估算。

9. 确认紫外线灯治疗仪是 UVA 治疗模式。

10. 打开风扇,让患者站在紫外线治疗仪的中心,双臂放松;再次检查他们是否佩戴紫外线护目镜保护眼睛。

11. 告知患者舱门没有锁,当灯光熄灭或在治疗期间皮肤感到灼伤或刺痛感时自行从治疗舱里走出。

12. 开始治疗。

后续治疗

13. 除非医生另有医嘱,UVA1 治疗硬皮病 / 硬斑病的频率一般每周 3~5 次(见推荐剂量表格)。

14. 下一次治疗问诊时,询问患者前一天晚上的皮肤是否有红斑、淡红斑以及触痛,在光疗记录中记录这些信息。

15. 如果皮肤出现淡粉色红斑,光疗技师应该维持先前的治疗剂量继续治疗。

16. 如果皮肤出现明显红斑,光疗技师会要求主治医师查看患者,以便调整 UVA1 治疗。

参考文献

Gambichler T et al. Treatment regimens, protocols, dosage, and indications for UVA1 phototherapy: Facts and controversies. *Clin. Dermatol.*, 31, 438–454, 2013.

（李润祥　译　孟　珍　陈　荃　校　朱慧兰　审）

第7章 其他可以使用特定治疗方案光疗的皮肤病

特应性皮炎的 UVB 治疗方案

可适用：
嗜酸性毛囊炎
玫瑰糠疹

皮肤 T 细胞淋巴瘤的 NB-UVB 治疗方案

可适用：
嗜酸性毛囊炎
移植物抗宿主病
环状肉芽肿
扁平苔藓
副银屑病
　小斑块型
　大斑块型
多形性日光疹
玫瑰糠疹

皮肤 T 细胞淋巴瘤的 PUVA 治疗方案

适用于：
移植物抗宿主病

环状肉芽肿

扁平苔藓

副银屑病

  小斑块型

  大斑块型

多形性日光疹

色素性荨麻疹

硬皮病和硬斑病

（梁碧华　译　孟　珍　陈　荃　校　朱慧兰　审）

第8章　患者知情同意

中波紫外线（UVB）光疗知情同意书

UVB 是治疗各种皮肤病包括银屑病、湿疹、瘙痒性皮肤病最常见的光疗方法，通过对患者进行不同时长的高能紫外线照射进行治疗。此方法不能治愈疾病，但可以有效控制并缓解病情。此疗法已被成功应用多年，经过治疗的患者皮肤会得到改善，病灶得到长时间的清除缓解。不同疾病的不同患者存在个体差异，达到清除皮损的疗效所需的每周治疗次数及每次治疗时间各不相同。多数患者最初每周需要进行 3~5 次的治疗以清除皮损。一般来说，治疗起始只需几秒钟的光照，然后由专业人员有计划地逐渐增加照射时间。大约需要 15~25 次或更多次的治疗以改善病情。但并非所有患者都能够完全治愈。多数患者能够缓解，随后停止治疗。

以下是光疗的预期疗效：

1. 改善现有皮损。
2. 减少新发皮损。
3. 缓解——多数情况下，光疗可以几乎完全终止疾病的进展；缓解期因人而异。可能需要维持治疗。

以下为光疗的风险和不良反应：

1. 最常见的不良反应是 UVB 导致晒伤，可发生于治疗的任何阶段；某些药物会导致晒伤反应；请告知医生/护士你在治疗期间正在服用和将要开始使用的药物。
2. 对某些患者而言，可能任何一种紫外线均可增加以后发生皮肤癌的风险，但通常只有多次紫外线治疗会出现这种情况。
3. 紫外线光疗可引起皮肤干燥和瘙痒。
4. 长期紫外线光疗可引起光老化，可能增加皮肤雀斑和色素沉着。

5. 紫外线照射可损伤眼睛并增加白内障的风险,治疗期间需要佩戴防护眼罩。眼镜会在治疗之前发放给你,应该在治疗时佩戴。

6. 在易感人群中,UV 光可能会引起发热、水疱或口腔溃疡。

7. 男性患者的生殖器部位如果未加防护,长期暴露于紫外线照射,可能导致生殖器肿瘤的发生率增高;故所有男性患者在光疗舱中均需穿着护裆。

8. 紫外线可能会恶化其他紫外线敏感的疾病,如红斑狼疮。

如果你还有关于治疗方面的其他问题,请致电光疗中心。

我已充分向患者_____解释了光疗的流程、目的和预期获益,以及风险。同时我也介绍了其他治疗方法及其潜在风险。我将会回答患者提出的关于治疗过程中的任何问题。

医师 / 助理医师 / 执业护士_____日期_____
光疗技师_____日期_____

我已阅读和了解以上关于 UVB 治疗的全部内容,我也了解光疗的长期作用还未完全阐明;我知道这些治疗不能完全治愈我皮肤疾病,需要进行维持治疗;我授权我的主诊医师(见上)处方光疗。此授权对其助手,包括他 / 她所选择的其他医师或助理同样有效;我了解我可以自由随时撤销同意和终止治疗。

患者(或法定监护人)签名_____日期_____
证人签名_____日期_____

窄谱中波紫外线（NB-UVB）光疗知情同意书

UVB 是治疗各种皮肤病包括银屑病、湿疹、瘙痒性皮肤病最常见的光疗方法，通过对患者进行不同时长的高能紫外线照射进行治疗。此方法不能治愈疾病，但可以有效控制并缓解病情。此疗法已被成功应用多年，经过治疗的患者皮肤会得到改善，病灶得到长时间的清除缓解。不同疾病的不同患者存在个体差异，达到清除皮损的疗效所需的每周治疗次数及每次治疗时间各不相同。多数患者最初每周需要进行 3~5 次的治疗以清除皮损。一般来说，治疗起始只需几秒钟的光照，然后由专业人员有计划地逐渐增加照射时间。大约需要 15~25 次或更多次的治疗以改善病情。但并非所有患者都能够完全治愈，多数患者能够缓解，随后停止治疗。

以下是光疗的预期疗效：

1. 改善现有皮损。
2. 减少新发皮损。
3. 缓解——多数情况下，光疗可以几乎完全终止疾病的进展。缓解期因人而异。可能需要维持治疗。

以下为光疗的风险和不良反应：

1. 最常见的不良反应是 UVB 导致晒伤，可发生于治疗的任何阶段；某些药物会导致晒伤反应；请告知医生 / 护士你在治疗期间正在服用和将要开始使用的药物。
2. 对某些患者而言，可能任何一种紫外线均可增加以后发生皮肤癌的风险，但通常只有多次紫外线治疗会出现这种情况。
3. 紫外线光疗可引起皮肤干燥和瘙痒。
4. 长期紫外线光疗可引起光老化，可能增加皮肤雀斑和色素沉着。
5. 紫外线照射可损伤眼睛并增加白内障的风险，治疗期间需要佩戴防护眼罩。眼镜会在治疗之前发放给你，应该在治疗时佩戴。
6. 在易感人群中，UV 光可能会引起发热、水疱或口腔溃疡。
7. 男性患者的生殖器部位如果未加防护，长期暴露于紫外线照射，可能导致生殖器肿瘤的发生率增高；故所有男性患者在光疗舱中均需穿着护裆。
8. 紫外线可能会恶化其他紫外线敏感的疾病，如红斑狼疮。

如果你还有关于治疗方面的其他问题,请致电光疗中心。

我已充分向患者_____解释了光疗的流程、目的和预期获益,以及风险;同时我也介绍了其他治疗方法及其潜在风险。我将会回答患者提出的关于治疗过程中的任何问题。

医师 / 助理医师 / 执业护士_____ 日期_____

光疗技师_____ 日期_____

我已阅读和了解以上关于 UVB 治疗的全部内容,我也了解光疗的长期作用还未完全阐明;我知道这些治疗不能完全治愈我皮肤疾病,需要进行维持治疗;我授权我的主诊医师(见上)处方光疗,此授权对其助手,包括他 / 她所选择的其他医师或助理同样有效;我了解我可以自由随时撤销同意和终止治疗。

患者(或法定监护人)签名_____ 日期_____

证人签名_____ 日期_____

补骨脂素联合长波紫外线（PUVA）光疗知情同意书

PUVA 治疗是一种药物联合紫外光的治疗项目,你需在进入特制的长波紫外线（UVA）治疗舱之前使用甲氧沙林。PUVA 于 1974 年初次使用,可用于治疗很多皮肤病,包括银屑病、白癜风、蕈样肉芽肿和其他皮肤病。此方法不能治愈疾病,但可以有效控制并缓解病情。

补骨脂可以通过药片的形式给药（系统 PUVA）或者浸浴在外用药水中（PUVA 浴）,补骨脂可提高皮肤对 UVA 的敏感性,从而提高疗效。不同疾病和个体需要治疗的次数不同。起始治疗时间一般为数分钟,然后根据患者的耐受程度和皮损情况逐渐增加至 20 分钟;患者平均每周治疗 2~3 次。多数银屑病和湿疹患者需要治疗 15~20 次以改善病情,蕈样肉芽肿和白癜风患者需要的治疗次数更多;某些患者在皮损清除后数月内,仍需每 2~4 周一次进行维持治疗。

以下是 PUVA 光疗的预期疗效:

1. 改善现有皮损。

2. 减少新发皮损。

3. 缓解——多数情况下,光疗可以几乎完全终止疾病的进展;缓解期因人而异,可能需要维持治疗。

以下为 PUVA 光疗的风险和不良反应:

1. 服药片进行系统 PUVA 治疗时,偶见呕吐和胃部不适;药片与食物同服可缓解这一症状。

2. 严重晒伤,药物使用后在皮肤存留长达 24 小时;治疗后避免日晒,使用衣物防晒和涂抹防晒霜;补骨脂诱发的晒伤反应可危及生命,因此使用补骨脂后不要在阳光下暴晒或使用美黑晒床;晒伤反应一般出现在日晒 1~2 天后,将持续数日。某些药物会增加光敏感性,请告知医生 / 护士你在治疗期间正在服用的药物。

3. 对某些患者而言,可能任何一种紫外线均可增加以后发生皮肤癌的风险,但通常只有多次紫外线治疗会出现这种情况。

4. 紫外线光疗可引起皮肤干燥和瘙痒。

5. 长期紫外线光疗可引起光老化,可能增加皮肤雀斑和色素沉着。

6. 紫外线照射可损伤眼睛并增加白内障的风险,治疗期间佩戴防护眼罩可以有效预防这一情况；进行系统 PUVA 治疗的患者必须佩戴 UV 防护眼罩至治疗后 24 小时，因为补骨脂药片会增加眼对紫外线的敏感性。

7. 在易感人群中，UV 光可能会引起发热、水疱或口腔溃疡。

8. 男性患者的生殖器部位如果未加防护，长期暴露于紫外线照射，可能导致生殖器肿瘤的发生率增高；故所有男性患者在光疗舱中均需穿着护裆。

9. 紫外线可能会恶化其他紫外线敏感的疾病，如红斑狼疮。

如果你还有关于治疗方面的其他问题，请致电光疗中心。

我已充分向患者＿＿＿＿＿＿＿解释了光疗的流程、目的和预期获益，以及风险；同时我也介绍了其他治疗方法及其潜在风险；我将会回答患者提出的关于治疗过程中的任何问题。
医师 / 助理医师 / 执业护士＿＿＿＿＿＿＿＿日期＿＿＿＿＿＿
光疗技师＿＿＿＿＿＿＿日期＿＿＿＿＿＿

我已阅读和了解以上关于 PUVA 治疗的全部内容，我也了解光疗的长期作用还未完全阐明；我知道这些治疗不能完全治愈我皮肤疾病，需要进行维持治疗；我授权我的主诊医师（见上）处方光疗。此授权对其助手，包括他 / 她所选择的其他医师或助理同样有效，我了解我可以自由随时撤销同意和终止治疗。
患者（或法定监护人）签名＿＿＿＿＿＿＿日期＿＿＿＿＿＿
证人签名＿＿＿＿＿＿＿日期＿＿＿＿＿＿

头皮治疗知情同意书

我明白自己将接受针对头皮疾病的特殊治疗,治疗过程中将药物涂抹在头皮上,治疗结束后会将药物冲洗干净。此方法不能治愈疾病,但可以有效控制并缓解病情。

头皮治疗过程包括以下步骤:

1. 将 P&S 液涂抹于头皮,用于覆盖保护头皮。
2. 必要时将使用蒽林。
3. 使用塑料膜覆盖头皮,保持 30 分钟;颈部用毛巾保护,用洗手布保护避免滴溅的药水沾染;避免药水滴落于眼睛或口腔。
4. 然后,用洗涤剂将头皮上的药物冲洗干净。
5. 再次用混有热水和洗发香波的机器进行头皮冲洗,机器洗头约 20 分钟。

如果我对以上任何成分的物质过敏,我将告知医生及其助手,以下是头皮治疗的预期疗效:

1. 改善现有皮损。
2. 减少新发皮损。

以下是头皮治疗的风险和不良反应:

1. 头皮可能出现刺激反应(瘙痒或灼热)。
2. 若药物滴入眼内会刺激眼睛,包括灼热感、流泪、疼痛和视力损伤;一旦我出现以上症状会通知医生,必要时医生将安排专业的眼科医师为我诊治。

如果我还有关于治疗方面的其他问题,我将请致电光疗中心。

我已阅读和理解关于头皮治疗的所有信息。

我知道这种治疗方法不可能治愈我的皮肤疾病。我已被告知头皮治疗的常见风险和后果,并且已了解其他替代治疗方法。在了解这些信息的前提下,我依然选择进行头皮治疗。

　　我授权我的主诊医师（见上）处方头皮治疗光，此授权对其助手，包括他／她所选择的其他医师或助理同样有效；我了解我可以自由随时撤销同意和终止治疗。

患者（或法定监护人）签名＿＿＿＿＿＿＿＿ 日期＿＿＿＿＿＿＿＿

证人签名＿＿＿＿＿＿＿＿日期＿＿＿＿＿＿＿＿

家庭（紫外线）光疗知情同意书

我了解我是用 UVB 进行皮肤疾病治疗，我知道我必须遵循以下防护措施：

1. 治疗时须佩戴特制 UV 防护眼罩，不佩戴防护眼罩会导致眼部严重灼伤或长期损伤。

2. 我须站立在距光源 15~20cm 之外，且每次治疗需站立在同样的位置上；开机状态时不应接触 UV 灯管。

3. 我将按照操作手册设置机器时间，以避免皮肤被灼伤。

4. 每 6 个月进行皮肤科随访，进行一次常规皮肤检查；确保我的皮肤没有出现紫外线相关皮肤损害。

5. 如果不能保证按时随访，我需要停止紫外线治疗。

6. 我了解不同厂家生产的 UV 照射器有不同的操作指导；我将按照厂家提供的操作指导进行相应操作，我的皮肤科医生可以帮助修正治疗计划。

7. 治疗时不应化妆和涂抹香水。

8. 如果我开始服用新的药物，应该告知医生，因为某些药物会增加 UV 光的敏感性。

9. 我了解家庭紫外线治疗会有以下不良反应：如过敏反应、皮肤灼伤、发生皮肤癌风险增高、光老化（包括皱纹、雀斑、皮肤光泽丧失、颜色改变）以及其他少见不良反应。

10. 我已经了解紫外线治疗和其他替代治疗最常见的风险和后果，在了解这些信息的前提下，我依然进行选择家庭紫外线治疗。

患者签名＿＿＿＿＿＿＿＿日期＿＿＿＿＿＿＿＿

（周 欣　译　高爱莉　潘 宁　陈 荃　校　朱慧兰　审）

第9章　患者宣教资料

中波紫外线光疗患者须知

　　进行中波紫外线（UVB）光疗时，需要站立在一个封闭的照光治疗舱内，四周装有紫外线灯管。但治疗舱是不上锁的，你在治疗期间任何时候都可以打开舱门走出治疗舱。初始治疗疗程可能持续 20 秒左右，根据患者耐受性和所治疗的皮肤疾病，治疗时间会缓慢增加。

　　请遵循以下指导，以确保治疗的安全和获得更好的效果：

　　1. 在治疗舱内，男性必须穿着保护外生殖器的护裆；女性需要脱去全部衣物，除非医生另有指示。

　　2. 会给你发放一副护目镜，在治疗开始前，请务必带上护目镜。

　　3. 在照光治疗舱内，应站立在中央，治疗舱所有内面都有灯管和反光板，散射光线使光线能均匀分布。

　　4. 银屑病患者可以在光疗前在皮肤上涂抹润肤油，以减少干燥提高光疗的效果。

　　5. 如治疗期间出现的皮肤发红和／或触痛，请及时告知医护人员，如在家里，可通过冷敷和口服阿司匹林缓解轻度晒伤反应。

　　6. 在治疗过程中，如果你开始服用任何新药物，请及时告知医护人员，因为某些药物会影响你对紫外线的敏感度。

　　7. 所有接受光疗的患者应该经常使用润肤霜。

　　8. 在治疗当天应减少日光曝晒，以防止皮肤灼伤。

　　9. 接受 UVB 治疗的儿童必须由父母陪同到光疗中心。

　　10. 在治疗期间将发放计时器供你使用，这样你就可以充分了解光疗的时长。治疗舱也有计时器，但备用计时器可以增加治疗安全性。

系统性 PUVA 治疗患者须知

1. 请你按医生处方剂量服用补骨脂素片,在治疗之前 1~1.5 小时之间服用。可与食物(面包、饼干、麦片和三明治)或牛奶共同服用;服用时避免食用油腻、辛辣的食物,避免食用与补骨脂素有相互作用的食物和饮料。

2. 补骨脂素会使你的皮肤和眼睛对光线更为敏感,服药起 24 小时之内,请外用防晒霜、防护服和防护眼镜(我们给你发放这些物品),即使是在车内和装有窗户玻璃的房间内也须佩戴防护眼镜。因为眼睛晶状体对紫外线更加敏感,发生白内障的可能性增高;戴上防护太阳镜会降低这一风险。请在治疗开始时预约眼科医生检查你的眼部情况,我们的接待员可以帮助安排与眼科医生预约。

3. 治疗期间应避免额外的阳光照射及使用美黑晒床。

4. 治疗期间你需要站立在一个封闭的照射 UVA 的治疗舱内,治疗舱是不上锁的,你在治疗期间任何时候走出治疗舱;为了安全起见,将为你提供一个备用计时器,请站在照射治疗舱的正中间。

5. 光疗期间会给你发放一副护目镜,每次治疗请记得携带。

6. 男性患者需要穿着护裆;除非医生另有指示,女性患者应脱去所有衣物。

7. 请告知医师你是否有怀孕、白内障或皮肤癌病史。

8. 治疗过程中,可能会出现皮肤灼伤;下次就诊时请告知 PTC 医护人员你发生皮肤红斑和触痛的情况,如发生严重灼伤,应立即通知治疗中心。

9. 请注意,PUVA 治疗的潜在、长期风险是皮肤过早老化、发生白内障及包括黑色素瘤在内的皮肤癌。

10. 补骨脂素药物应避光避热保存、请放置在儿童接触不到的地方,不要和他人共用药物。

11. 如果你对治疗有任何疑问,请拨打电话咨询 PTC。

外用 PUVA 浴疗 / 涂抹疗法患者须知

PUVA 浴疗需先将手 / 脚在光敏液中浸泡，再进行紫外线光疗（P 是指补骨脂素浸浴，UVA 是长波紫外线）。PUVA 涂抹疗法是先使用棉签将药物施用于皮损部位，再进行 UVA 照射。这类疗法可用于治疗手、足、面部或身体的各种皮肤疾病，如银屑病、特应性皮炎、白癜风和湿疹。一般每周进行 2~3 次治疗，勿连续两天治疗。请阅读以下信息，以便你更好地了解将进行的治疗：

1. PUVA 浴疗是将你的手 / 脚浸泡在温暖的补骨脂素溶液内，浸泡 15 分钟，如果你的手足上有伤口或渗出，请告知护士；浸泡后，将手足完全擦干；在手腕和手背处涂抹防晒霜，以保护这些区域免受紫外线照射。

2. 进行 PUVA 涂抹疗法时，光疗技师会在皮损部位涂抹补骨脂素药物；之后等待 30 分钟待药物渗入皮肤，为避免补骨脂素沾染手部，请勿接触治疗区域。

3. 在光疗期间，请佩戴防护眼镜，以保护眼睛免受紫外线的伤害；为增加保护效果，治疗后一个小时可继续戴眼镜。

4. 光疗后，请彻底清洗和干燥治疗区域，并涂上防晒霜；在白天的剩余时间避免治疗区域接受过度日照，并在接下来的 24 小时内注意防晒。

5. 光疗最初照光时间较短暂，我们会逐渐增加 UVA 照射。

6. 一些患者在治疗期间可能灼伤，严重灼伤可能发生水疱，如果出现这种情况，请通知光疗中心。

7. 如果你有任何问题或顾虑，请拨打电话咨询 PTC。

Goeckerman 疗法患者须知

Goeckerman 疗法现在用于治疗银屑病,是可用的最有效方法之一,副作用少,对于在院治疗性价比高。在过去, Goeckerman 疗法主要在医院开展。

每天治疗(星期一至星期五),大约持续 6~8 小时;每日坚持是治疗成功的关键,清除皮损平均需要 20~25 次治疗;治疗结束后,疾病缓解期平均为 6~12 个月。

治疗中心在 8 点 30 分到 9 点之间开始治疗,建议将贵重物品,特别是首饰留在家中,因为我们无法承担丢失物品的责任。

治疗过程中,你会先接受照光,然后我们会给你的身体涂抹煤焦油混合物,用塑料薄膜包裹皮肤。在涂焦油混合物期间你要穿上我们提供的手术服,在涂焦油混合物期间,请勿离开医院;请准备一双旧拖鞋或人字拖在治疗中心穿。焦油混合物需要在皮肤上保持约 6 小时(如果有其他指示,可以在下午加些外用药)。当天的外涂治疗结束后,可以淋浴,一定要把焦油完全洗净;治疗中心提供肥皂和洗发水,请带上你自己的保湿霜,保持皮肤润滑是很重要的。

整个治疗过程是很紧凑的,我们专业关心你的技师和新设备会使你感觉时间过得很快。PTC 配有冰箱和微波炉供你使用,PTC 还有一个配有电话、电视和录像机的休息室;各种娱乐和教育电影可供你在治疗时观看,如果你在治疗期间需要在该地区住宿,医疗中心附近有一家提供免费接送服务的酒店。

我们还可以帮助你安排住宿在便宜的寄宿家庭或旅馆,提供适当的设施;睡觉时最好自带旧床单,因为你在睡觉时也可能需要在身上涂抹焦油。

欢迎你来 PTC！如果有任何疑问或建议,请你向我们的员工询问沟通;我们希望你在我们中心有愉快和成功的经历。

改良 Ingram 疗法患者须知

改良 Ingram 疗法长波紫外线（UVA）或中波紫外线（UVB）光疗联合外用蒽林,蒽林是一种人工合成的物质,一种煤焦油衍生物,自 19 世纪以来已用于银屑病的治疗；蒽林可能会造成皮肤的暂时染色,但可造成衣物的永久染色。

治疗每天（星期一至星期五）进行,持续约 2~4 小时,每日坚持是治疗成功的关键,清除皮损平均需要 20~25 次治疗。

我们在上午 8 点到下午 1 点之间开始治疗,建议将贵重物品,特别是首饰留在家中,因为我们无法承担丢失物品的责任。你将首先接受 UVB 或 UVB 光疗。随后,我们将应用蒽林涂抹银屑病皮损部位；期间会使用凡士林保护周边正常皮肤,并用滑石粉防止蒽林外溢；最后再包裹一层塑料薄膜。在施用蒽林期间你要穿上我们提供的手术服,在施用蒽林期间,请勿离开医院,请准备一双旧拖鞋或人字拖在治疗期间穿着。

完成治疗 2 个小时,你就可以准备洗澡,确保蒽林完全洗掉；我们提供肥皂和洗发水,请带上你自己的保湿霜,保持皮肤润滑非常重要。

整个治疗过程是很紧凑的,我们专业的技师和治疗设备会使你感觉时间过得很快。PTC 配有冰箱、微波炉、电话、电视和录像机的休息室,各种娱乐和教育电影可供你在治疗时观看。

欢迎你来 PTC！ 如果有任何疑问或建议,欢迎你向我们的员工询问沟通；我们希望你在我们中心有愉快和成功的经历。

（田 歆 译 高爱莉 陈 荃 校 朱慧兰 审）

第 10 章　治疗管理登记表格

医师光疗处方

患者姓名：_____
诊断：银屑病□急性痘疮样糠疹□皮肤 T 细胞淋巴瘤□特应性皮炎□手部湿疹□脱发□瘙痒症□玫瑰糠疹□白癜风□神经性皮炎□其他：_____
日期：_____
医嘱：

治疗类型	治疗频率			备注
	治疗方案	次 / 周	次 / 月	
UVB				
NB–UVB				
PUVA				
Goeckerman				
改良 Ingram				
UVA/UVB（组合）				
手足（UVA 或 UVB）				
头部治疗				
水声治疗				
离子透入疗法				
其他				

目前用药：_____
_____
_____

皮肤类型（适用紫外线光疗）：　　 I　 II　 III　 IV　 V　 VI

获得同意（适用各种紫外光疗）：　　　　 是　　　 否

眼科检查（适用于 PUVA 治疗）：　　　　 是　　　 否

评价：

医师签名：_____

治疗记录

患者姓名：_____

诊断：_____

治疗编号：_____

治疗方案：_____

医生：_____　　皮肤类型：_____　MED/MPD：_____

日期	治疗次数	部位			光疗记录				药物使用记录			治疗反应*		处方医师	医师探视
		躯干	手部	足部	UVB		UVA		蒽林 %	口服	外用	R	T		
					时间	mJ/cm²	时间	J/cm²							

* 治疗反应

红斑（R）　　　　　　　　皮肤触痛（T）

0 ——无 –　　　　　　　　0 ——无

1+ ——淡粉红　　　　　　1+ ——是 / 睡眠良好

2+ ——粉红色　　　　　　2+ ——是 / 睡眠差

3+ ——红斑　　　　　　　3+ ——是 / 无法入睡

在下方签名

眼科检查记录

适用于正在接受 PUVA 治疗患者。

尊敬的眼科医师：

患者姓名：＿＿＿＿＿＿＿＿＿　　日期：＿＿＿＿＿＿＿＿＿

上述患者正在接受 PUVA 治疗（补骨脂素联合长波紫外线光疗），所有接受 PUVA 治疗的患者都需要检查晶状体和视网膜，感谢你帮忙记录他的检查结果。

请反馈：

1. 裂隙灯检查；
2. 眼底检查；
3. 视敏度；
4. 是否有白内障。

＿＿＿＿＿＿＿＿＿＿＿＿＿＿医生

电话：
地址：

患者自评银屑病面积和严重性评估指导

自评的银屑病面积和严重性指数（Self-Administered Psoriasis Area and Severity Index, SAPASI）为患者提供了一种客观测量银屑病严重程度的方法。这种方法考虑到银屑病皮损累及身体面积，以及皮损特征——红斑、增厚和鳞屑。受试者在皮损区域上涂上阴影轮廓，并在分别提示红斑、增厚和鳞屑的三条线上标注。

评分时，评估者首先为 4 个区域：头部、上肢、躯干、下肢的病变范围评分。评分按 0~6 级计算：0 级表明无皮损，1 级 <10%，2 级介于 11%~30%，3 级介于 31%~50%，4 级介于 51%~70%，5 级介于 71%~90%，6 级介于 91%~100%。4 个区域中的每个区域评分再乘上一个系数表示这个身体区域面积。

头部乘以 0.1、上肢乘以 0.2、躯干乘以 0.3、下肢乘以 0.4，然后将这些评分相加，就可获得总区域评分。

颜色、厚度和鳞屑，则通过测量从起始到受试者标记线的长度，以 mm 为单位，进行评分；然后将这些长度值相加，再除以线的总长度（单位为 mm）；再乘以 4，将每个长度评分标准化为 0~4 标度。将此结果和总面积评分相乘，就是最终的 SAPASI 评分。

评分表的使用

1. 填写身份信息。

2. 将头部、上肢、躯干、下肢的评分填入 1~4 行的第一列，区域评分使用评分表左上角的图表进行评估。

3. 将区域评分乘以第 2 列的相应值，结果填入第 3 列。

4. 将第 3 列的值相加，得到总区域评分，填入第 5 行。

5. 颜色、厚度和鳞屑的测量，则填入第 6，7，8 行，将其总和填入第 9 行。

6. 测量视觉模拟量表的长度，并填入第 10 行。

7. 将第 9 行的值除以第 10 行的值，结果填入第 11 行。

8. 将第 11 行的值乘以 4，结果填入第 12 行。

9. 将第 12 行的值乘以第 5 行的总区域评分，结果就是 SAPASI 评分，将其填入第 14 行。

SAPASI 也可通过使用如下计算 8 个测量值的公式进行直接评分：

$$SAPASI=\left[\left(0.1\times A_H\right)+\left(0.2\times A_U\right)+\left(0.3\times A_T\right)+\left(0.4\times A_L\right)\right]$$
$$\times\left[\frac{4\times\left(VAS_E+VAS_I+VAS_S\right)}{VAS_{长度}}\right]$$

其中：

A_H= 头部区域评分

A_U= 上肢区域评分

A_T= 躯干区域评分

A_L= 下肢区域评分

VAS= 视觉模拟量表

VAS_E= 视觉模拟量表红斑评分（mm）

VAS_I= 视觉模拟量表硬结评分（mm）

VAS_S= 视觉模拟量表鳞屑评分（mm）

自评的银屑病面积和严重性评分表

区域评分标准

评分	累及面积 /%
0	无
1	<10
2	11~30
3	31~50
4	51~70
5	71~90
6	91~100

身份信息

身份证号码：

姓名：

日期：

列		1	2	3
行		评分（0~6）	乘数	区域乘数
1	头部区域		0.1	
2	上肢区域		0.2	
3	躯干区域		0.3	
4	下肢区域		0.4	
5	总区域评分（第 3 行的 1~4 列相加）			
6	颜色评分（以 mm 计）			
7	厚度评分（以 mm 计）			
8	鳞屑评分（以 mm 计）			
9	第 6、7、8 行的总和			
10	视觉模拟量表的长度（以 mm 计）			
11	第 9 行的值除以第 10 行的值			
12	第 11 行的值乘以 4			
13	总区域评分（第 5 行）			
14	SAPASI 评分（第 11 行乘以第 12 行）			

　　我们需要知道你患银屑病的皮肤部位,其红斑、厚度和鳞屑的情况,以判断银屑病的严重程度

　　1. 在图 10.1 上尽可能准确地在你患银屑病的部位涂上阴影

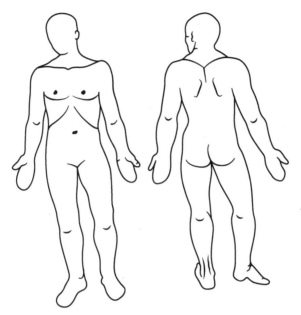

图 10.1　今天你的银屑病情况

　　2. 回答每个问题,在合适的位置标注平均值,以表示你银屑病红斑、厚度和鳞屑的程度

例如,你今天感觉怎么样?

好　　一般　　糟糕　　非常糟糕　　很坏　　举例:一般

A. 你的银屑病的斑块一般是什么颜色?

不红　　浅粉红　　粉红　　红　　暗红

B. 你的银屑病的斑块平均有多厚?

无厚度　　感觉坚实　　隆起　　厚　　很厚

C. 你的银屑病的斑块平均鳞屑的严重程度?

无鳞屑　　轻度鳞屑　　细薄鳞屑　　片状　　大片状

医师评估银屑病面积和严重性评分指导

日期　/　/	面积	红斑	厚度	鳞屑
头（H）				
上肢（U）				
躯干（T）				
下肢（L）				

* 总体评价　　0　　1　　2　　3　　4

日期　/　/	面积	红斑	厚度	鳞屑
头（H）				
上肢（U）				
躯干（T）				
下肢（L）				

* 总体评价　　0　　1　　2　　3　　4

	累及面积评分 %	红斑、厚度和鳞屑	总体评价 *
1	<10%	0= 无	0= 缓解
2	11%~30%	1= 轻度	1= 轻度
3	31%~50%	2= 中度	2= 中度
4	51%~70%	3= 重度	3= 重度
5	71%~90%	4= 极重度	4= 极重度
6	91%~100%		

$$PASI=0.1\left(E_H+I_H+S_H\right)A_H+0.2\left(E_U+I_U+S_U\right)A_U+$$
$$0.3\left(E_T+I_T+S_T\right)A_T+0.4\left(E_L+I_L+S_L\right)A_L$$

E= 红斑

I= 厚度

S= 鳞屑

A= 面积

PUVA 流程表

患者_____　病历号_____

诊断_____　体重_____　补骨脂素剂量_____

眼科检查日期_____　_____　_____

日期												
治疗次数												
实验室检查												
碱性磷酸酶												
SGOT（谷草转氨酶）												
LDH（乳酸脱氢酶）												
胆红素												

评论：

_____

_____

_____

_____

甲氨蝶呤

患者姓名＿＿＿＿＿＿＿＿＿＿　病历号码＿＿＿＿＿＿＿＿＿＿＿

诊断＿＿＿＿＿＿＿＿＿＿＿＿　甲氨蝶呤初始剂量＿＿＿＿＿＿

开始治疗（日期）＿＿＿＿＿＿　治疗结束（日期）＿＿＿＿＿＿

实验室检查

日期											
总胆红素											
碱性磷酸酶											
SGOT（谷草转氨酶）											
LDH（乳酸脱氢酶）											
蛋白质											
WBC（白细胞计数）											
Hgb（血红蛋白）											
Hct（红细胞比容）											
血小板											
肌酐清除率,可选											
基线病毒性肝炎情况											
目前甲氨蝶呤剂量											
迄今总剂量											

肝活检

日期：＿＿＿＿＿＿　＿＿＿＿＿＿　＿＿＿＿＿＿　＿＿＿＿＿＿

病理：＿＿＿＿＿＿　＿＿＿＿＿＿　＿＿＿＿＿＿　＿＿＿＿＿＿

维 A 酸

患者姓名＿＿＿＿＿＿＿＿＿＿＿＿　　病历号码＿＿＿＿＿＿＿＿＿＿＿＿

诊断＿＿＿＿＿＿＿＿＿＿＿＿＿　　体重＿＿＿＿＿＿　剂量＿＿＿＿＿＿

开始治疗（日期）＿＿＿＿＿＿＿　　治疗结束（日期）＿＿＿＿＿＿＿

仅用维 A 酸＿＿＿＿＿＿＿＿＿＿　　RePUVA（维 A 酸 +PUVA）＿＿＿＿

维 A 酸 +UVB 或 NB-UVB＿＿＿＿　　维 A 酸 + 甲氨蝶呤＿＿＿＿＿＿

日期											
周数											
实验室检查											
甘油三酯											
胆固醇											
HDL（高密度脂蛋白）											
胆固醇											
胆红素											
碱性磷酸酶											
SGOT（谷草转氨酶）											
LDH（乳酸脱氢酶）											
目前剂量											
迄今总剂量											

妊娠试验（适用时）：　　　阳性＿＿＿＿＿　　阴性＿＿＿＿＿

眼科检查日期：＿＿＿＿＿　＿＿＿＿＿　＿＿＿＿＿

骨骼测量（可选）:已完成＿＿＿＿＿　　未完成＿＿＿＿＿

日期＿＿＿＿＿　＿＿＿＿＿　＿＿＿＿　＿＿＿＿＿

环孢菌素

患者姓名＿＿＿＿＿＿＿＿　治疗开始（日期）＿＿＿＿＿＿＿＿

病历号码＿＿＿＿＿＿＿＿　治疗结束（日期）＿＿＿＿＿＿＿＿

日期								
环孢菌素剂量								
血压								
肌酐								
BUN（血尿素氮）								
镁								
尿酸								
胆固醇								
甘油三酯								
总胆红素								
SGOT（谷草转氨酶）								
碱性磷酸酶								
LDH（乳酸脱氢酶）								
蛋白质								
Na, Cl, K								
尿液分析								
肌酐清除率								
WBC（白细胞计数）								
Hgb（血红蛋白）								
Hct（红细胞比容）								
血小板								

（罗育武　译　罗权　陈荃　校　朱慧兰　审）

附录: 皮肤类型

常用 "皮肤类型" 来决定 UV 初始和后来的曝光剂量, 这个方法不如最小红斑量 (MED) 精确。

通过询问患者在初夏正午暴晒 30 分钟后的反应来评估皮肤类型, Ⅴ 型和 Ⅵ 型皮肤类型的判断基于对皮肤的检查。

皮肤类型	病史	体检
Ⅰ	经常晒伤, 从不晒黑	
Ⅱ	经常晒伤, 有时晒黑	
Ⅲ	有时晒伤, 经常晒黑	
Ⅳ	从不晒伤, 经常晒黑	
Ⅴ		棕色 [a]
Ⅵ		黑色

来源: Morison, W.L, *Phototherapy and Photochemotherapy of Skin Disease*, 2nd ed, Raven Press, New York, 1991.

[a] 中国人, 墨西哥人, 美洲印第安人。

另外, 一些药物可导致光敏感, 因此影响最初皮肤类型的判定。例如, 一名患者正常情况归为皮肤类型 Ⅲ, 但由于正在口服呋塞米, 故治疗时归为皮肤类型 Ⅱ, 有关患者经常对日晒光过敏的信息也是非常重要, 两个患者处于同一种皮肤类型, 不容易晒黑的患者可能需要少用激进的方法。

UVB 最小红斑量 (MED) 的测量方法:

1. 光疗前, 患者需要连续 2 天来治疗中心检查和随访。
2. 检查部位是光保护部位, 即髋部或臀部。
3. 皮肤不照射的其他部位需盖上厚的布料、衣物或 UV 保护材料。
4. 照射部位需统一至少不低于 $2cm^2$。

5. 需特制具有 8 个或更多孔的衣物来进行光试验。

6. 每个孔需要在侧面做好标记或采用一些方法识别局部检测部位。

7. UVB 光试验每个孔的照射剂量取决于被照射的人皮肤类型,两种不同照射剂量表如下:

皮肤类型 I ~ III /mJ·cm^{-2}	皮肤类型 IV ~ VI /mJ·cm^{-2}
A. 20	A. 60
B. 30	B. 70
C. 40	C. 80
D. 50	D. 90
E. 60	E. 100
F. 80	F. 120

8. MED 测试 UV 照射时,患者需带防护镜。

9. UV 测试开始时,所有孔道打开,然后在特定剂量的紫外线照射下关闭各个端口。

10. 光测试结束时,需要将测试特用的衣服移开,重新确定所有的测试孔已完成测试。

11. 要告知患者照射后 24 小时不要接受任何天然 UV 或人工 UV 的照射。

12. 患者需要在照射后 24 小时回光疗中心复诊。

13. 光测试部位,需标明不同照射剂量。

14. 测试孔范围内出现可见红斑视为阳性结果。

15. 如果任何光测试出现水肿性红斑或水疱,则需要局部采用糖皮质激素治疗。

窄波 UVB MED 的测试流程

1. 光疗前,患者需要连续 2 天来治疗中心检查和随访。

2. 检查部位是光保护部位,即髋部或臀部。

3. 皮肤不照射的其他部位需盖上厚的布料、衣物或 UV 保护材料。

4. 照射部位需统一至少不低于 2cm^2。

5. 需特制具有 8 个或更多孔的衣物来进行光试验。

6. 每个孔需要在侧面做好标记或采用一些方法识别局部检测部位。

7. UVB 光试验每个孔的照射剂量取决于被照射的人皮肤类型,两种不同照射剂量表如下:

皮肤类型 I ~ III /mJ·cm^{-2}	皮肤类型 IV ~ VI /mJ·cm^{-2}
A. 400	A. 800
B. 600	B. 1 000
C. 800	C. 1 200
D. 1 000	D. 1 400
E. 1 200	E. 1 600
F. 1 400	F. 1 800

8. MED 测试 UV 照射时,患者需带防护镜。

9. UV 测试开始时,所有孔道打开,然后在特定剂量的紫外线照射下关闭各个端口。

10. 光测试结束时,需要将测试特用的衣服移开,重新确定所有的测试孔已完成测试。

11. 要告知患者照射后 24 小时不要接受任何天然 UV 或人工 UV 的照射。

12. 患者需要在照射后 24 小时回光疗中心复诊。

13. 光测试部位,需标明不同照射剂量。

14. 测试孔范围内出现可见红斑视为阳性结果。

15. 如果任何光测试出现水肿性红斑或水疱,则需要局部采用糖皮质激素治疗。

鉴别诊断(表 A1~ 表 A8)

表 A1 寻常型银屑病鉴别诊断

钱币状湿疹	蕈样肉芽肿
神经性皮炎	鲍温病
体癣	角化过度型基底细胞癌
扁平苔藓	肠病性肢端皮炎
红斑狼疮	毛发红糠疹
副银屑病	

附录：皮肤类型

表 A2　反向型银屑病鉴别诊断

脂溢性皮炎	郎格汉斯细胞组织细胞增生症
尿布皮炎（儿童）	会阴鲍温病
股癣	肠病性肢端皮炎
念珠菌病	

表 A3　点滴型银屑病鉴别诊断

玫瑰糠疹	二期梅毒
钱币状湿疹	副银屑病，小斑块型
药疹	皮肤 T 细胞淋巴瘤

表 A4　红皮病型银屑病鉴别诊断

湿疹	光敏性皮肤病
特应性皮炎	皮肤淋巴瘤
脂溢性皮炎	系统性淋巴瘤
其他"内源性"湿疹	内在恶性肿瘤
接触性皮炎	中毒性表皮坏死松解症
药疹	扁平苔癣
特发性	天疱疮
毛发红糠疹	鱼鳞病样红皮病
玫瑰糠疹	

表 A5　银屑病鉴别诊断：甲银屑病

甲癣	扁平苔藓
念珠菌病	药物诱发的甲剥离
创伤	二十甲营养不良
斑秃	毛囊角化病

表 A6　银屑病鉴别诊断：头皮银屑病

脂溢性湿疹	原位癌
头癣	药疹
石棉状糠疹	毛发红糠疹
红斑狼疮	

表 A7　银屑病鉴别诊断：掌跖银屑病

湿疹样皮炎	二期梅毒
内源性	疥疮
接触性过敏	皮肤 T 淋巴细胞瘤
手足癣	肠病性肢端皮炎
Reiter 综合征	

表 A8　银屑病的鉴别诊断：泛发性脓疱型银屑病

妊娠疱疹样脓疱病（可能为泛发性脓疱型银屑病的变异型）

角层下脓疱性皮肤病

脓疱型药疹

肠病性肢端皮炎

低钙血症

来源：Adapted from Lowe, N., *Practical Psoriasis Therapy*, 1st edn., Year Book Medical Publishers, Chicago, IL, 1986.

可能引起光敏性的药物

治疗痤疮的药物

维 A 酸（Retin–A）

抗癌药物

达卡巴嗪（DTIC–Dome）

氟尿嘧啶（Fluoroplex 等）

甲氨蝶呤（Mexate 等）

丙卡巴肼（Matulane）

长春碱（Velban）

抗抑郁药

阿米替林（Elavil 等）

阿莫沙平（Asendin）

地昔帕明（Norpramin；Pertofrane）

多塞平（Adapin；Sinequan）

丙咪嗪（Tofranil 等）

异卡波肼（Marpian）

马普替林（Ludiornil）

去甲替林（Aventyl；Pamelor）

普罗替林（Vivactil）

曲米帕明（Surmontil）

抗组胺药

赛庚啶（Periactin）

苯海拉明（Benadryl 等）

抗菌药物

地美环素（Declomycin 等）

多西环素（Vibramycin 等）

灰黄霉素（Fulvicin–U/F 等）

美他环素（Rondomycin）

米诺环素（Minocin）

萘啶酸（NegGram 等）

土霉素（Terramycin 等）

磺胺乙胞嘧啶（Renoquid）

磺胺多辛 – 乙胺嘧啶（Fansidar）

磺胺二甲嘧啶（Neotrizine 等）

磺胺甲二唑（Thiosulfil 等）

磺胺甲噁唑（Gantanol 等）

磺胺甲基异噁唑 – 甲氧苄啶（Bactrim，Septra）

柳氮磺胺吡啶（Azulfidine 等）

磺胺噻唑

磺胺异噁唑（Gantrisin 等）

四环素类抗生素（Achromycin；Minocin）

降血糖剂

乙酰苯磺酰环己脲（Dymelor）

氯磺丙脲（Diabinese；Insulase）

格列吡嗪（Glucotrol）

格列本脲（DiaBeta；Micronase）

甲磺吖庚脲（Tolinase）

甲苯磺丁脲（Orinase 等）

非甾体抗炎药

酮洛芬（Orudis）

萘普生（Naprosyn）

保泰松（Butazolidin 等）

吡罗昔康（Feldene）

舒林酸（Clinoril）

抗寄生虫药	苄氟噻嗪（Naturetin 等）
硫氯酚（Bitin）	苄噻嗪（Exna 等）
扑蛲灵铵（Povan）	氯噻嗪（Diuril 等）
奎宁	环噻嗪（Anhydron）
	呋塞米（Lasix）
抗精神病药物	氢氯噻嗪（HydroDIURIL 等）
氯丙嗪（Thorazine 等）	氢氟甲噻（Diucardin 等）
泰而登（Taractan）	甲氯噻嗪（Aquatensen；Enduron）
氟奋乃静（Permitil；Profixin）	美托拉宗（Diulo；Zaroxolyn）
氟哌啶醇（Haldol）	泊利噻嗪（Renese）
奋乃静（Trilafon）	喹乙唑酮（Hydromox）
乙酰哌普嗪（Quide）	三氯甲哌噻嗪（Metahydrin 等）
丙氯拉嗪（Compazine 等）	噻嗪类（Diuril；HydroDIURIL）
异丙嗪（Phenergen 等）	
硫利达嗪	**其他**
甲哌丙硫蒽；替沃塞吨（Mellaril）	胺碘酮（Cordarone）
三氟拉嗪（Stelazine 等）	香柠檬油、油香橼、薰衣草、酸橙、檀香、香
三氟丙嗪（Vesprin）	柏（用于多种香水和化妆品中，也可直接
异丁嗪（Temaril）	接触柑橘果皮油）
	苯唑卡因
利尿剂	卡托普利（Capoten）
乙酰唑胺（Diamox）	卡马西平（Tegretol）
阿米洛利（Midamor）	

来源：Reprinted from Westwood Pharmaceuticals, Inc., Buffalo, Ny, Copyright 1989. With permission.

注意：当使用这些药物时，任何防晒霜都不能保证避免光敏反应的发生。

致家庭光疗者的一封信

亲爱的：

　　我们注意到你坚持家庭光疗已有一段时间了，你应该每6个月看一次皮肤科医生以对你的皮肤状况、由紫外光引起的皮损及后续治疗计划进行评估。如果你已经6个月未看你的皮肤医生了，请立即停止使用家用 UV 治疗仪。

　　家用紫外疗法可能会引起下列副作用，例如：过敏反应，灼伤，甚至可能可能增加皮肤癌的患病概率，皮肤老化（包括皱纹增多、雀斑、皮肤颜色不均、肤色改变），以及其他一些不常见的副作用。为了你的健康，建议你接受后续治疗。

　　如果需要预约或咨询，请随时联系我们办公室。

诚挚地敬上

cc：Chart

（龚业青　马少吟　高爱莉　译　黄茂芳　梁碧华　校　朱慧兰　审）

推荐阅读

Frain-Bell W. *Cutaneous Photobiology.* oxford, U.K.: oxford University Press, 1985.

Harber LC, Bickers DR. *Photosensitivity Diseases. Principles of Diagnosis and Treatment*, 2nd edn. Toronto, ontario, Canada: B.C. Decker, Inc., 1989.

Hawk JLM. *Photodermatology.* London, U.K.: Arnold, 1999.

Krutman J, Honigsmann H, Elmets CA, Bergstrasser PR. *Dermatological Phototherapy and Photodiagnostic Methods.* Berlin, Germany: Springer-Verlag, 2001.

Lim HW, Soter NA. *Clinical Photomedicine.* New york: Marcel Dekker, Inc., 1993.

Lowe N. *Practical Psoriasis Therapy*, 1st edn. Chicago, IL: year Book Medical Publishers, 1986.

Morison WL. *Phototherapy and Photochemotherapy of Skin Disease*, 2nd edn. New york: Raven Press, 1991.